肿瘤康复手册

主　编　Jennifer Baima，Ashish Khanna

主　译　付　卫　刘　楠

副主译　李　涛　张志鹏

中国教育出版传媒集团

高等教育出版社·北京

内容提要

　　本书作为一本简明的袖珍指南，提供了肿瘤患者和肿瘤幸存者康复处理的参考信息。全书编排紧凑，便于按照不同器官系统的肿瘤类型进行快速查阅，涵盖了肿瘤患者在整个医疗服务周期中可能面临的许多问题，包括从诊断、治疗到后续生存期间的全过程。每一章使用简洁的表格、插图和来自该领域专家的文字描述，阐述常见的临床和康复问题及解决方案。此外，每章都提供一个临床案例和相关资料，包括运动训练的证据、相关的预防措施、创新的研究课题和新兴的治疗方法等。随着化疗、放疗和手术等肿瘤治疗手段的进步，肿瘤患者的生存时间得以延长，但其中相当一部分人由于肿瘤本身或肿瘤治疗措施而引起器官功能损害，严重影响了功能能力和生活质量。本书将为临床医生处理这类复杂群体提供指导。

图书在版编目（CIP）数据

　　肿瘤康复手册 / （美）詹妮弗·贝玛
（Jennifer Baima），（美）阿希什·坎纳
（Ashish Khanna）主编；付卫，刘楠主译. --北京：
高等教育出版社，2023.11
　　书名原文：Cancer Rehabilitation：A Concise and
Portable Pocket Guide
　　ISBN 978-7-04-061089-5

　　Ⅰ.①肿… Ⅱ.①詹… ②阿… ③付… ④刘… Ⅲ.
①肿瘤－康复－手册 Ⅳ.①R730.9-62

中国国家版本馆CIP数据核字（2023）第167307号

Zhongliu Kangfu Shouce

| 策划编辑 | 龙 杰 石 磊 | 责任编辑 | 徐群森 | 封面设计 | 李小璐 |
| 版式设计 | 徐艳妮 | 责任绘图 杨伟露 | 责任校对 | 陈 杨 | 责任印制 | 沈心怡 |

出版发行	高等教育出版社	网　址	http://www.hep.edu.cn
社　址	北京市西城区德外大街4号		http://www.hep.com.cn
邮政编码	100120	网上订购	http://www.hepmall.com.cn
印　刷	涿州市星河印刷有限公司		http://www.hepmall.com
开　本	787mm×960mm 1/16		http://www.hepmall.cn
印　张	9		
字　数	120千字	版　次	2023年11月第1版
购书热线	010-58581118	印　次	2023年11月第1次印刷
咨询电话	400-810-0598	定　价	218.00元

译者(按姓氏笔画顺序):

于 涛　马衍鹏　王冰炎　王 皓
付 卫　刘 楠　李 涛　吴 郁
张志鹏　张绍兴　张洪宪　周吉超
周 华　周昆明　胡风铃　郭金竹
彭 颖　董 菲

致　谢

　　我们要感谢所有肿瘤康复医生协会(Cancer Rehabilitation Physicians Consortium,CRPC)的过去、现在和未来的成员,感谢他们孜孜不倦地工作,以促进我们的患者获得肿瘤康复干预的机会。

Jennifer Baima

　　我想把这本书献给我的父母 Alka 和 Ashok,他们体现了伟大医生的优秀品质,并热烈鼓励我也成为一名医生(你们是正确的);感谢我的妻子 Meghan,没有她过人的智慧、她的爱,没有她在医学院树立的榜样和提供的训练,我不可能取得成功;致我永远会鼓舞人心的超级英雄般的姐姐 Ashima;感谢我的导师 Adrian Cristian 和 Eric Wisotzky,他们给了我无条件的信任;最后,致我的儿子 Daksh,他在我编写这本书期间出生,如果没有他,这本书可能会更早完成。

Ashish Khanna

目　录

第1章
将肿瘤康复融入连续性医疗护理

朱莉·K·西尔弗

　　肿瘤是最为常见的、可导致残疾和高额花费的疾病之一,影响着美国及世界各地的人群。如今,人类个体在一生中罹患肿瘤的可能性接近40%[1]。受益于肿瘤治疗的研究进展,肿瘤患者总体5年生存率稳步上升,目前徘徊在67%左右[1]。同时这也意味着肿瘤幸存者数目的逐步增加。目前美国有超过1,550万名肿瘤幸存者[2],美国疾控中心统计到2020年美国肿瘤患者将达到1,800万[3]。

　　虽然肿瘤患者的整体生存率逐步升高,但生存并不意味着治愈。许多患者实际上处于带瘤生存的慢性病状态。虽然许多晚期肿瘤患者最终会因为病情进展继发的相关并发症而死亡,但越来越多的肿瘤患者并非死于肿瘤本身。几乎所有长期带瘤生存的患者随着时间推移都会出现机体功能的明显下降且发生概率逐渐升高,这在很大程度上是因为患者在被诊断肿瘤的同时或者其后数月乃至数年的时间里,接受了一系列的肿瘤治疗措施(例如手术、化疗和/或放疗)。肿瘤的累积效应和/或肿瘤治疗措施增加了功能性并发症的可能。而更新的治疗策略,如靶向治疗,可能进一步提高患者的生存率,同时也会增加幸存者的发病率和致残率。因此,对于肿瘤患者康复治疗的需求逐步增加。

肿瘤康复的兴起

　　从历史上看,肿瘤康复并没有很好地被整合到肿瘤医疗护理中。虽然20世纪60—70年代就有关于肿瘤康复干预效果的研究发表[4,5],但这些研究主要是关注一些特定的患者人群(例如乳腺癌患者发生淋巴水肿的情况)。近年来的许多研究显示,肿瘤患者可能在肿瘤康复的许多方面接受的治疗都严重不足[6-8],因而许多研究显示:肿瘤患者的身体和功能障碍会导致心理障碍,也就不难理解了[9-12]。同时意味着许多患者正在

1

经历不必要的身体和心理痛苦[13]。事实上，虽然肿瘤康复领域已经存在了几十年，但直至近年来这个领域才开始迅速发展，而目前最为迫切的方面在于对肿瘤及其治疗所造成的多方面功能障碍的诊断及治疗，也就是将针对肿瘤患者功能障碍的康复治疗措施整合到连续性医疗服务计划中来。常见肿瘤患者功能障碍有多种表现形式，并可累及机体的各个系统（表1.1）。而随着肿瘤治疗的逐步进行，患者在整个治疗过程中可能会出现多种不同的功能障碍，并且呈现累积趋势。

表 1.1   常见肿瘤患者功能障碍

头颈部肿瘤：疼痛、虚弱、体力下降、疲劳、吞咽症状、肩颈部活动度受限
前列腺癌：疼痛、虚弱、体力下降、疲劳、排尿和性功能障碍
乳腺癌：疼痛、虚弱、体力下降、疲劳、神经病变、淋巴水肿、乳腺上象限手术相关并发症
淋巴瘤：疼痛、虚弱、体力下降、疲劳、移植物抗宿主反应

备注：本表格仅列举部分肿瘤常见的功能异常情况，并非完整的归纳汇总。

对于肿瘤康复专家而言，加强医务人员和患者的宣教十分重要，因为目前的研究显示：医患群体对肿瘤康复知识均知之甚少。例如一篇发表在肿瘤研究杂志上的文章直接以"我根本不知道还有康复治疗这件事情：患者、患者家属及医生对于头颈部肿瘤康复治疗的认知研究"作为标题，并在研究中指出许多患者并不清楚如何接受有效的肿瘤康复治疗[14]。而本章节编者J.K.西尔弗教授进行的一项研究显示：在美国国家癌症研究所（NCI）指定的癌症中心里，超过90%的机构都没有提供易于获取的患者康复指导，或者通过其官方网站提供肿瘤康复服务的链接，只有8%的网站能够提供准确和详细的有关康复服务四个核心（心理、生理、职业、语言）方面的信息[15]。

肿瘤康复的定义

"肿瘤康复是一种医疗服务，应当整合在连续性肿瘤医疗护理中，并且由受过专业训练的康复专家在自己的执业范围内对复杂的患者群体进行诊断并治疗肿瘤患者出现的生理、认知及机体功能方面的损伤，以达到维持或恢复患者身体功能,降低症状负担程度,提高患者自理能力和改善生活质量的目的。"

西尔弗等[16]

实现肿瘤康复的成功整合,需要发展足够的人力资源以满足大量患者的护理需求。而对于新确诊患者及正在进行积极的肿瘤治疗和随访的患者,进行肿瘤康复适应证的筛选十分重要。这种前瞻性的监测模式具有很好的前景。

在肿瘤学方面,人们越来越重视生存护理,这为肿瘤康复提供了更好地融入连续性肿瘤医疗护理的机会。例如,之前医学研究所发表的一系列研究促使人们讨论和制定计划,将生存划为肿瘤治疗的一个特定组成部分。《从肿瘤患者到肿瘤幸存者:在转化中迷失》一文描述了患者在原发肿瘤得到治疗后,常常处于长期疼痛、疲劳及生理和身体功能障碍的问题[18]。《对于所有肿瘤患者的护理:满足心理社会健康的需求》一文高度强调了肿瘤患者的心理和社会需求[19]。《提供高质量肿瘤护理》一文提出了一个现已采用的包括质量指标监测和新的支付模式、以患者为中心的护理框架[20]。这些报告鼓励肿瘤专家关注患者的生存情况及包括身体和情感功能、生活质量在内的其他因素。

值得注意的是,有充足的证据支持,锻炼是肿瘤患者恢复力量和耐力的重要措施[21]。但是肿瘤患者通常同时存在多种功能异常,并且可累及机体的各个系统。例如头颈部肿瘤的患者可能会出现发音困难、吞咽困难、颈部活动受限、外周神经损伤等多个问题。而罹患脑肿瘤或脊髓肿瘤的患者在康复方面的需求则与中风、脑外伤或脊髓损伤患者十分相似。为不同疾病的患者提供更好的康复措施需要协调良好的跨学科康复服务策略。

在上述报道和其他已发表的研究之后,美国国家卫生研究院(NIH)康复医学部在 2015 年启动了一项重要的肿瘤康复计划。该计划得到 NCI 和美国国家医学康复研究中心的支持,并召集了一批相关领域专家系统地总结了目前关于肿瘤康复的临床证据和实践模式。该计划的宗旨是明确肿瘤康复研究和加强临床整合的机遇。项目小组编写了一份包含 10 项具体建议的报告,旨在帮助研究团队明确现阶段最迫切的研究领域,以推进该领域的发展(表 1.2)[22]。项目强调了康复医学科医师的价值、复杂患者的安全问题及患者的就业和残疾等问题。

表 1.2　肿瘤康复整合建议

1. 提供康复筛查
2. 纳入功能状态的客观评估
3. 利用国家报告指导幸存者的医疗护理
4. 在适当的时机提供预康复治疗
5. 评估当前的临床工具和指标
6. 建立统一的电子信息系统,方便数据收集
7. 制定指导意见和指南
8. 扩大教育和训练的规模
9. 提高公众认识程度
10. 确定研究空白领域

备注:这些建议来自 2015 年启动的肿瘤康复计划。该项目由美国国家卫生研究院康复医学部牵头,并得到了美国国家癌症研究所和美国国家医学康复研究中心的支持。

肿瘤预康复的兴起

预康复已用于骨科及其他各类肿瘤确诊患者的医疗护理中,并日益成为肿瘤康复的重要组成部分。所有预康复的目的都是为了让人们为即将到来的应激源(如手术)做好准备。

肿瘤预康复的定义

"预康复是肿瘤连续性医疗护理的一个过程,发生在肿瘤确诊与初始治疗之间,其内容包括生理和心理评估并建立功能基线,发现功能损害并提供促进身心健康的干预措施,以减少未来损害的发生率和 / 或严重程度。"

西尔弗等[13].

从第一篇关于肿瘤预康复的综述发表以来,该领域已逐渐发展完善[28]。多位外科相关肿瘤预康复领域的专家于 2015 年在加拿大召开会

议,就未来研究的方向达成了一致[29]。预康复项目不断优化,旨在改善患者的生理、情绪和身体机能,使患者能更加积极地接受辅助治疗,转向基于价值的医疗,甚至延长生存期(表1.3)[30,31]。

通常建议预康复采用多模式策略,而不采用单一模式,如只进行运动锻炼[29]。例如,一项关于乳腺癌预康复的研究描述了通过锻炼来增强耐力和力量,蛋白质营养补充,减压技术和戒烟的综合康复策略[31]。对肺癌患者也有类似的预康复建议,特别是采用低剂量 CT 筛查以早期发现肿瘤,以提高患者根治性手术的概率。

预康复在肿瘤确诊后即可加入连续性医疗护理中。对于将要接受手术的患者,预康复可以与围手术期早期康复计划相结合,既往许多研究都报道了这一方式并取得了满意的结果(图1.1)。

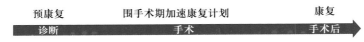

图 1.1　将肿瘤预康复和康复纳入外科连续性医疗服务

图示:肿瘤预适应通常在诊断后尽快开始。围手术期早期康复计划通常在术前、术中和术后 48~72 h 实施,随后是常规康复。

姑息治疗的兴起

肿瘤康复和姑息治疗经常存在交叉,两个领域的医师可以通过适当的转诊,为患者提供良好的综合治疗以达到最佳治疗效果[16]。

姑息治疗的定义

姑息治疗是针对罹患严重疾病群体的专业医疗护理,专注于减轻严重疾病患者的症状、疼痛和应激,以改善患者及其家庭成员的生活质量。姑息治疗由医护团队及专业技术人员主导,与患者的其他医生一起为患者提供额外的支持。姑息治疗适用于所有年龄段、所有严重疾病的所有阶段,并可与常规治疗同时进行。

姑息治疗中心[33]

姑息治疗经历了一场转型,并且为该领域的发展提供了新的方向。最近一些相关研究阐述了这些变化,并提示类似的转型可能为肿瘤康复领域带来优化。相关研究的内容如下:①促进相应空白领域的科学研究;②制定临床实践指南;③建设相应临床能力;④确定并回应公众舆论;⑤倡导公共政策的改变。

这些研究为肿瘤康复的发展方向,和康复治疗与连续性医疗护理的结合提供了新的道路。

肿瘤康复与预康复是肿瘤治疗的重要组成部分,能够改善无论是肿瘤已治愈或者长期带瘤生存患者的生理、心理状态及预后。

参考文献

1. Surveillance Epidemiology and End Results [SEER] Program cancer stat facts: cancer of any site. National Cancer Institute.

2. American Cancer Society. Cancer facts & figures 2017. Atlanta: American Cancer Society; 2017.

3. Expected new cancer cases and deaths in 2020. US Department of Health & Human Services Centers for Disease Control and Prevention.

4. Dietz JH Jr. Rehabilitation of the cancer patient. Med Clin North Am. 1969;53(3):607–24.

5. Lehmann JF, DeLisa JA, Warren CG, de Lateur BJ, Bryant PL, Nicholson CG. Cancer rehabilitation: assessment of need, development, and evaluation of a model of care. Arch Phys Med Rehabil. 1978;59(9):410–9.

6. Cheville AL, Troxel AB, Basford JR, Kornblith AB. Prevalence and treatment patterns of physical impairments in patients with metastatic breast cancer. J Clin Oncol. 2008;26(16):2621–9.

7. Cheville AL, Beck LA, Petersen TL, Marks RS, Gamble GL. The detection and treatment of cancer-related functional problems in an outpatient setting. Support Care Cancer. 2009;17(1):61–7.

8. Pergolotti M, Deal AM, Lavery J, Reeve BB, Muss HB. The prevalence of potentially modifiable functional deficits and the subsequent use of occupational and physical therapy by older adults with cancer. J Geriatr Oncol. 2015;6(3):194–201.

9. Bevans MF, Mitchell SA, Barrett JA, et al. Symptom distress predicts long-term health and well-being in allogeneic stem cell transplantation survivors. Biol Blood Marrow Transplant. 2014;20(3):387–95.

10. Penttinen HM, Saarto T, Kellokumpu-Lehtinen P, et al. Quality of life and physical performance and activity of breast can-

cer patients after adjuvant treatments. Psychooncology. 2011;20(11):1211–20.

11. Banks E, Byles JE, Gibson RE, et al. Is psychological distress in people living with cancer related to the fact of diagnosis, current treatment or level of disability? Findings from a large Australian study. Med J Aust. 2010;193(5 Suppl):S62–7.

12. Weaver KE, Forsythe LP, Reeve BB, et al. Mental and physical health-related quality of life among U.S. cancer survivors: population estimates from the 2010 National Health Interview Survey. Cancer Epidemiol Biomark Prev. 2012;21(11):2108–17.

13. Silver JK, Baima J, Mayer RS. Impairment-driven cancer rehabilitation: an essential component of quality care and survivorship. CA Cancer J Clin. 2013;63(5):295–317.

14. McEwen S, Rodriguez AM, Martino R, Poon I, Dunphy C, Rios JN, Ringash J. "I didn't actually know there was such a thing as rehab": survivor, family, and clinician perceptions of rehabilitation following treatment for head and neck cancer. Support Care Cancer. 2016;24(4):1449–53.

15. Silver JK, Raj VS, Fu JB, et al. Most National Cancer Institute-designated cancer center websites do not provide survivors with information about cancer rehabilitation services. J Cancer Educ. 2018;33(5):947–53.

16. Silver JK, Raj VS, Fu JB, Wisotzky EM, Smith SR, Kirch RA. Cancer rehabilitation and palliative care: critical components in the delivery of high-quality oncology care services. Support Care Cancer. 2015;23:3633–43.

17. Stout NL, Silver JK, Alfano CM, Ness KK, Gilchrist LS. Long-term survivorship care after cancer treatment: a new emphasis on the role of rehabilitation services. Phys Ther. 2019;99(1):10–3.

18. Institute of Medicine, National Research Council. From cancer patient to cancer survivor: lost in transition. Washington, DC: National Academies Press; 2005.

19. Institute of Medicine. Cancer care for the whole patient: meeting psychosocial health needs. Washington, DC: The National Academies Press; 2008.

20. Institute of Medicine. Delivering high-quality cancer care: charting a new course for a system in crisis. Washington, DC: National Academies Press; 2013.

21. Stout NL, Baima J, Swisher A, et al. A systematic review of exercise systematic reviews in the cancer literature (2005-2017). PM R. 2017;9(9S2):S347–84.

22. Stout NL, Silver JK, Raj VS, et al. Toward a national initiative in cancer rehabilitation: recommendations from a subject matter expert group. Arch Phys Med Rehabil. 2016;97(11):2006–15.

23. Smith SR, Reish AG, Andrews C. Cancer survivorship: a growing role for physiatric care. PM R. 2015;7(5):527–31.

24. Cristian A, Tran A, Patel K. Patient safety in cancer rehabilita-

tion. Phys Med Rehabil Clin N Am. 2012;23(2):441–56.

25. Maltser S, Cristian A, Silver JK, et al. A focused review of safety considerations in cancer rehabilitation. PM R. 2017;9(9S2):S415–28.

26. Silver JK, Baima J, Newman R, Galantino ML, Shockney LD. Cancer rehabilitation may improve function in survivors and decrease the economic burden of cancer to society. Work. 2013;46:455–72.

27. Alfano CM, Kent EE, Padgett LS, et al. Making cancer rehabilitation services work for cancer patients: recommendations for research and practice to improve employment outcomes. PM R. 2017;9(9S2):S398–406.

28. Silver JK, Baima J. Cancer prehabilitation: an opportunity to decrease treatment-related morbidity, increase cancer treatment options and improve physical and psychological health outcomes. Am J Phys Med Rehabil. 2013;92(8):715–27.

29. Carli F, Silver JK, Feldman LS, et al. Surgical prehabilitation in patients with cancer: state-of-the-science and recommendations for future research from a panel of subject matter experts. Phys Med Rehabil Clin N Am. 2017;28(1):49–64.

30. Smith SR, Khanna A, Wisotzky EM. An evolving role for cancer rehabilitation in the era of low dose lung CT screening. PM R. 2017;9(9S2):S407–14.

31. Santa Mina D, Brahmbhatt P, Lopez C, et al. The case for prehabilitation prior to breast cancer treatment. PM R. 2017;9(9S2):S305–16.

32. Smith SR, Khanna A, Wisotzky EM. An evolving role for cancer rehabilitation in the era of low-dose lung computed tomography screening. PM R. 2017;9(9S2):S407–14.

33. Center to Advance Palliative Care (2011) Public opinion research on palliative care.

34. Lyons KD, Padgett LS, Marshall TF, et al. Follow the trail: using insight from the growth of palliative care to propose a roadmap for cancer rehabilitation. CA Cancer J Clin. 2018;

第 2 章
乳腺癌康复

凯瑟琳·鲍尔　阿施施·康纳

　　在美国,乳腺癌是女性最常见的恶性肿瘤,5 年生存率接近 90%。因此,上千万的乳腺癌患者在她们的疾病及治疗的影响下生存。乳腺癌有数种不同的病理类型,其中最常见的类型是浸润性导管癌。不同病理类型的乳腺癌有不同的治疗方式,但常常都包含外科手术、化疗、放疗和 / 或内分泌治疗。外科手术分为两种:一是保乳手术,切缘足够前提下的乳腺肿物切除、同时保留剩余的乳腺组织;二是全乳房切除术,保留或不保留乳头、乳晕的全乳切除术。常常需要行同侧腋窝的前哨淋巴结活检(sentinel lymph node biopsy,SLNB)、需要切除一个或者几个淋巴结。有时候,需要行腋窝淋巴结清扫(lymph node dissection,ALND),需要切除第 1 组和第 2 组腋窝淋巴结。除此以外,很多女性选择同期或者延期行乳房重建术。化疗是很多乳腺癌患者治疗方式的一部分,可以是术前的新辅助治疗或者术后的辅助治疗。放疗通常是在乳腺癌手术后进行。激素受体阳性的乳腺癌患者需要使用 5~10 年的内分泌治疗,这可以降低复发率。绝经前患者可以使用他莫昔芬,绝经后患者可以使用芳香化酶抑制剂(aromatase inhibitor,AI),包括阿那曲唑、来曲唑、依西美坦等。

　　肿瘤的一些特性会影响患者的预后和导致缺陷的风险。激素受体状态是个首要的影响因素。当患者进行乳腺活检时,标本将进行雌激素受体(estrogen receptor,ER)和孕激素受体(progesterone receptor,PR)检测。一般 60%~75% 的乳腺癌 ER 阳性。同时需要测定肿瘤的人表皮生长因子受体 2(human epidermal growth receptor 2,HER2)状态。三阴性乳腺癌是指 ER、PR 和 HER2 均阴性的乳腺癌。三阴性乳腺癌患者的 5 年生存率比较低。另外一个影响因素是局部或远处转移情况。局部转移是指腋窝淋巴结转移。远处转移患者的预后最差,常见的远处转移部位包含骨、肺、肝和脑。

损害

患者从确诊乳腺癌开始,纵贯患者的一生,可能会出现数种损害。这些损害部分和肿瘤本身有关,部分和药物及手术治疗有关。表 2.1 列举了一些常见的损害,以及损害出现的时间和可能的原因。下面将讨论乳腺癌中较为常见的损害。

乳腺术后疼痛综合征(postmastectomy pain syndrome,PMPS)是指任何类型的乳腺手术后出现的持续性疼痛,通常超过 3 个月。疼痛可以是在胸壁、腋窝、患侧上臂和肩部。关节活动度相关的问题通常会伴随疼痛。有几项研究关注了增加患者发生 PMPS 风险的因素。已证实术后急性疼痛程度越高的患者,接受腋窝淋巴结清扫及接受放疗的患者,PMPS 的发生率较高。有趣的是,也有研究论文报道了没有何种特定的治疗方式会增加患者出现 PMPS 的风险;相反,不良的心理应对策略(如灾难化)是发生 PMPS 最重要的危险因素。

将 PMPS 视为数种单个诊断(例如:肋间、臂丛神经痛,切口疼痛,条索或肩关节功能障碍等)的集合是有帮助的,也可同时涉及以上多个诊断。肋间、臂丛神经痛可以由手术直接损伤或部分横断,以及周围瘢痕组织压迫引起。患者常常表现为肋间、臂丛神经分布区域(侧胸壁、腋窝、上臂内侧)的麻木或感觉异常。治疗神经病理性疼痛药物已被用于治疗这些感觉异常,但目前还没有充分的研究证据支持一种药物优于另一种药物。条索病,也被称为腋网综合征,被认为是由于腋静脉和 / 或淋巴管的硬化或血栓形成引起的。这常常会导致肩关节活动度减小,通常是自限性的,但物理治疗中的手法治疗可迅速改善这种不适感或者肩关节活动度的减少。

肩袖综合征和粘连性关节囊炎均可在这些术后患者中出现。较高的发病率被认为与术后发生的生物力学变化有关。这些变化如图 2.1 所示。肩袖综合征和粘连性关节囊炎的治疗方法通常和非肿瘤患者一致,包括物理治疗、抗炎药物、注射皮质类固醇、经皮肌腱切开术等。了解哪些患者出现以上这些疾病的风险更高,有助于在术前教育患者,或者术后在手术医生允许的情况下保持肩关节活动度。

表 2.1　乳腺癌常见损害情况

损害类型	典型发作时间	病因	临床表现	预后
乳腺术后疼痛综合征	任何类型乳腺术后	神经损伤，切口疼痛，生物力学变化，肌筋膜疼痛	胸壁、腋窝等上肢等部位的疼痛，肩关节活动度受限	经过治疗后常常能改善
周围神经病	化疗期间或者化疗后早期	化疗药物对神经的毒性反应	足和手部麻木感，精细运动障碍，失平衡	可能会随着暴露或持续时间的延长而改善
淋巴水肿	淋巴结切除后的数月至数年	淋巴结切除导致淋巴引流障碍或淋巴结自身发生病理变化	肢体水肿，肢体沉重，感染风险增加	无法治愈，但可改善
放射性纤维化	数月至数年	放射暴露导致的胸部组织损伤	肩关节活动度受限，胸壁疼痛	治疗常可以改善症状；不治疗，症状将会加重
芳香化酶抑制剂相关的肌肉骨骼症状	使用芳香化酶抑制剂后的数周至数月	尚不明确	局限或弥漫的关节疼痛，伴或不伴肌肉疼痛	治疗可以改善症状
疲劳	诊断时或治疗过程中的任何时期	肿瘤自身因素、化疗或放疗	缺乏身体力或耐力	自然缓和和/或治疗后改善
肿瘤相关认知功能障碍	诊断时或治疗过程中的任何时期	肿瘤自身因素、化疗、放疗或内分泌治疗	记忆力受损，聚焦困难，注意力不集中	自然缓和和/或治疗后改善
臂丛神经病变	放疗后数年或肿瘤局部进展	神经丛的辐射暴露或肿瘤直接影响	患侧上肢无力和疼痛	放疗导致的臂丛神经病变进展缓慢，肿瘤导致的臂丛神经变变进展迅速

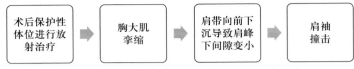

图 2.1 乳腺癌患者治疗后肩部的生物力学变化

典型的芳香化酶抑制剂相关的肌肉骨骼症状（aromatase-inhibitor-induced musculoskeletal symptoms，AIMSS）包括关节疼痛和肌腱病。导致肌肉骨骼症状的病理生理机制尚不完全清楚。作为一个组合，它们是使用芳香化酶抑制剂最常见的副作用，研究报告发病率高达 50%~82%。这些症状常常出现在使用 AI 的最初几周内。关节疼痛可以出现在身体的任何关节，但最常见的部位是腕和手部关节，其次是膝关节。桡骨茎突狭窄性腱鞘炎、扳机指和腕管综合征常见。有趣的是，由于腕管内肌腱出现腱鞘炎，腕管综合征被认为继发于芳香化酶抑制剂的使用。

由于临床表现不同，AIMSS 没有一种被普遍接受的治疗策略。一种推荐的方法是首先确定患者的症状是局限性的，还是弥漫性的。例如，如果患者在开始服用 AI 后出现桡骨茎突狭窄性腱鞘炎症状，治疗计划应与未使用 AI 的患者相同，包括使用非甾体抗炎药、夹板固定、手法治疗和 / 或皮质类固醇注射。如果症状更加广泛，治疗策略就会不同。有几项研究比较了 AIMSS 的不同治疗方法。有规律的中等强度运动，包括增强肌力和有氧运动，已被证明可以降低疼痛评分。一些较小规模的研究着眼于特定的运动类型，如瑜伽、水疗、太极和散步，但没有发现哪种运动有明显的优势。

针对药物、替代治疗和针灸等附加治疗的研究有阳性结果。目前还没有充分的研究关注短期使用非甾体抗炎药治疗 AIMSS 之外的情况。一项研究表明，每天服用 60 mg 度洛西汀可以改善疼痛评分。另一项研究显示，每天补充氨基葡萄糖 1 500 mg 和硫酸软骨素 1 200 mg 可以中度改善疼痛。最后，有几项研究着眼于使用针灸治疗存在弥漫性 AIMSS 症状的患者。针灸是一种安全和有效的方法。如果症状难以控制，患者可以与肿瘤科医生探讨是否可以更换芳香化酶抑制剂。在典型情况下，AIMSS 症状应随着 AI 的停止而减轻 / 消失。出于这个考虑，有时在考虑更换其他药物之前，建议暂停使用某种药物以确认症状的原因。

淋巴水肿是恶性肿瘤及其治疗过程中常见的可怕的并发症；不过，一个经验丰富的临床医生可以有效地处理绝大部分该情况，甚至在某些情况下可以完全避免肿瘤患者出现淋巴水肿。该病的特征是淋巴液异常积聚。淋巴液是一种富含蛋白质的液体，通常由淋巴系统传递，最终汇入淋巴管或静脉系统。淋巴水肿是由于该引流系统出现机能故障，导致液体输送受损的结果。淋巴液积聚在真皮和皮下组织的间质中。液体有效地滞留在组织中，这意味着淋巴水肿本质上可以是节段性的，不一定总是体位依赖性水肿。因此，淋巴水肿对肢体抬高的反应不如心源性水肿好。

肿瘤患者淋巴水肿有几个主要的危险因素。一种是在淋巴结清扫中切除淋巴结（淋巴结切除术），如乳腺癌或黑色素瘤。另一种是腋窝或盆腔淋巴结的放疗。其他危险因素包含某些化疗、肥胖和先前存在的血管问题。

临床医生了解该人群淋巴水肿的发生时间和发病率是非常重要的，这有助于指导临床，并且有助于教育患者认识其风险。一般来说，前哨淋巴结活检（SLNB）后发生淋巴水肿的终生风险小于 5%，SLNB 后接受放射治疗使该风险增加一倍，约为 10%。腋窝淋巴结清扫术（ALND）后，发生淋巴水肿的终生风险增加到 20%~30%，ALND 后接受放射治疗后出现淋巴水肿的终生风险为 30%~50%。尽管患者终生有发生淋巴水肿的风险，但值得注意的是，大多数患者（80%）的淋巴水肿都出现在手术后的前 2 年内。牢记这些危险因素有助于对患者的局限性水肿进行鉴别诊断。

淋巴水肿是一种可治疗的疾病，但如果不接受治疗，可出现多种严重的后果，包括：不适和畸形、肢体功能受损、永久性皮肤变化和易患蜂窝织炎。对淋巴水肿患者的监测主要是检查高危肢体的肿胀有无加重，可以通过透光法、生物阻抗谱法或仅仅使用卷尺测量患肢周径来完成。建议在淋巴结清扫或其他手术前进行基线测量。然后在手术后定期测量，这在淋巴水肿发生风险最高的时期尤为重要。如果水肿的原因尚不清楚或需要量化受损的淋巴引流情况，核素淋巴显像是影像学检查的金标准。

如果生物阻抗谱法发现亚临床淋巴水肿，或体积增加小于 8% 的可测量水肿，白天预防性穿上淋巴水肿压力服已被证明可以逆转肿胀。如果肿胀大于 8% 或对压力治疗无效，则应将患者转诊给有资质的淋巴水肿治疗师，进行彻底的消肿治疗（complete decongestive therapy，CDT）。

CDT 是一种综合性方法,包括手法淋巴引流、多层包扎和家庭锻炼指导,还包括有关自我管理、预防和皮肤护理的教育。CDT 后,淋巴水肿患者通常需要每天穿定制的淋巴水肿压力服防止液体积聚。部分患者可能受益于家用间歇式气动压缩泵。虽然在历史上患者曾被告知某些运动可能加重淋巴水肿,但这个观点已被证实是错误的。事实恰好相反。现在常规建议锻炼患肢。压力治疗是淋巴水肿的标准治疗方法。然而,对于难治性淋巴水肿,需要积极探索新型的治疗方法。这些方法包含星状神经节阻滞和淋巴显微手术,如淋巴静脉吻合或淋巴结移植。

医务专业人员都熟悉疲劳这种感受。然而,肿瘤相关性疲劳(cancer-related fatigue,CRF)是一种独特的病理诊断。通常程度上它更加严重,在许多方面与一般疲劳不同。它被定义为一种普遍存在并且干扰日常活动的疲劳或疲惫的主观感受。重要的是,它的特点是与劳累不成正比,休息也不能缓解。成功完成治疗后,它可能持续数月或数年。它被认为是肿瘤患者最常见的不适主诉,患病率为 60%~90%。由于发病率极高,肿瘤治疗相关的医护人员需要在患者最初就诊时、整个肿瘤治疗过程中和所有随访过程中对患者进行谨慎的筛查。

虽然 CRF 的病因尚不清楚,但可以肯定是多因素的。促炎细胞因子、神经内分泌调节受损和睡眠觉醒障碍是一些潜在的机制,可能在某种反馈回路中相互作用。无论病因如何,肿瘤康复医生的职责是排除其他可能存在的合并症。这包括对患者进行有无贫血、甲状腺功能减退、心功能不全、感染和情绪障碍的筛查。应评估药物(如 β 受体阻滞剂、加巴喷丁)不良反应引起的疲劳。由于 CRF 很难治疗,而上述情况导致的疲劳却经常是可逆的,很容易解决,因此,应该谨慎地识别有无这些情况。

具有最高级别科学证据的治疗方法是有氧运动。虽然许多临床医生可能会认为向严重疲劳的患者推荐运动是无用的,但研究表明患者的实际依从性良好,尤其是在有监督的训练课程和居家步行项目中。文献中推荐的运动类型、频率和强度各不相同,但多数研究证据指向中等强度的有氧运动,还有一些证据指向抗阻训练。其他非药物干预措施包括患者 / 家庭教育、认知行为治疗和物理或作业治疗师传授的节能策略。难治性病例的药物干预包括莫达非尼和哌醋甲酯。初步的研究数据表明,抗促炎细胞因子疗法可能有效,这代表了一种令人兴奋的新型治疗方法,这种方法可用于治疗肿瘤和肿瘤治疗导致的普遍的、使人衰弱的并发症。

临床病例

患者，63 岁，女性，因右侧胸部疼痛、右臂肿胀和弥漫性关节疼痛，通过乳腺外科医生转诊而来。患者右侧乳腺有局部晚期／炎症性表现，有 HER2 阳性、ER 阴性、PR 弱阳性乳腺癌病史，目前没有复发证据。患者完成 FEC/TPH（氟尿嘧啶、表柔比星和环磷酰胺，序贯使用多西紫杉醇、帕妥珠单抗和曲妥珠单抗／赫赛汀）方案的新辅助治疗后，接受了乳房切除和腋窝淋巴结清扫术（淋巴结转移：2/35）。术后病理显示，乳腺和腋窝淋巴结均有癌组织残留。术后患者接受了放射治疗和赫赛汀维持治疗。数月后，患者接受了双侧乳房和腹部供区部位的再次手术，双侧乳房脂肪注射、左侧乳房固定术和右侧乳头重建。目前，患者正在服用来曲唑（弗隆）进行内分泌治疗。

关于右胸部疼痛，患者主诉在靠近腋窝的胸壁处，乳房腋尾部疼痛最明显。患者形容手术瘢痕"硬如磐石"，伴有乳房和腋窝部位的"疼痛"。当患者移动或转身到某个角度时，疼痛最严重；疼痛性质是"针刺样或刀割样"。患者感到无法右侧卧位睡觉，还有腋窝和上臂背侧的刺痛和烧灼感。患者没有尝试过任何针对疼痛的药物或注射治疗。

关于右臂肿胀，患者在接受乳房切除和腋窝淋巴结清扫术后约 8 个月时注意到了这一点，当时患者发现她的戒指开始变紧。患者还发现受影响的手臂很难抬高到头顶以上。

关于关节疼痛，患者既往有关节疼痛病史，但是在服用来曲唑约 4 年后，关节疼痛加重了，膝关节和手部的疼痛最明显。除了疼痛之外，患者还感到关节僵硬。患者曾服用美洛昔康，取得了一些治疗效果。

治疗计划示例：

右胸部疼痛本质上可能是肌肉骨骼疼痛，也可能是神经病理性疼痛。物理疗法用于软化瘢痕，有助于分散乳房和腋窝处的疼痛组织。肋间、臂丛神经支配区域、腋窝和上臂背侧，出现的神经病理性刺痛和烧灼感，被称为肋间、臂丛神经痛，在患者下次就诊时，在超声引导下进行神经阻滞。

右上肢肿胀是淋巴水肿的表现。出现在术后 6 个月至 1 年内的肿胀支持该诊断。处方中给出了彻底的消肿治疗方法,包括使用绷带、手法淋巴引流、运动和穿合适的服装。手臂的沉重感已导致失用,提示正在形成粘连性关节滑囊炎。这可以通过注射治疗和作业治疗来缓解。

　　关节疼痛是患者服用来曲唑的不良反应,属于芳香化酶抑制剂相关的肌肉骨骼症状(AIMSS)。患者受累的关节之前可能存在一定程度的骨性关节炎,现在用芳香化酶抑制剂使其有所加重。检查后,处方包含非甾体抗炎药、夹板固定、手法治疗和皮质类固醇注射的组合治疗方法。一旦疼痛得到较好的控制,患者将接受中等强度的家庭锻炼。

选择题

1. 肿瘤相关性疲劳(CRF)的一线治疗方式包含:

　　A. 认知行为治疗

　　B. 哌醋甲酯

　　C. 莫达非尼

　　D. 有氧运动

　　E. 节能策略

2. 以下哪些肿瘤治疗方法会增加淋巴水肿的风险?

　　A. 化疗

　　B. 放疗

　　C. 使用激素导致的体重增加

　　D. 淋巴结切除手术

　　E. 以上都是

3. AIMSS 最常见的部位是什么?

　　A. 膝

　　B. 踝

　　C. 肩

　　D. 手 / 腕

　　E. 肘

4. 下列哪些诊断与乳腺癌术后疼痛综合征有关?

　　A. 切口疼痛

B. 肩袖综合征

C. 腋网综合征

D. 肋间、臂丛神经痛

E. 以上都是

答案

1. D

尽管医学界的许多人认为,向严重疲劳的患者推荐有氧运动是无用的,但研究表明患者的依从性良好,尤其是在有监督的训练课程和居家行走项目中。但大多数研究证据指向中等强度的有氧运动,还有一些证据指向抗阻训练。

2. E

某些化学治疗、淋巴结放疗、肥胖及作为肿瘤手术一部分的腋窝或腹股沟淋巴结清扫术都被证明会增加患者出现淋巴水肿的风险。

3. D

虽然 AIMSS 可以累及身体的众多不同部位,但最常受累的部位是手和腕关节,其次是膝关节。

4. E

以上所有症状 / 诊断都可能是患者乳腺术后胸部疼痛的深层原因。

参考文献

1. Annual Report to the Nation 2018, Part 1: National Cancer Statistics. CDC. Seer.cancer.gov.
2. Ung O, Tan M, Chua B, Barraclough B. Complete axillary dissection: a technique that still has relevance in contemporary management of breast cancer. ANZ J Surg. 2006;76:518.
3. Ribnikar D, Sousa B, Cufer T, Cardoso F. Extended adjuvant endocrine therapy – a standard for all or some? Breast. 2017;32:112–8.
4. Anderson WF, Chatterjee N, Ershler WB, Brawley OW. Estrogen receptor breast cancer phenotypes in the Surveillance, Epidemiology, and End Results database. Breast Cancer Res Treat. 2002;76:27–36.

5. Lee YT. Breast carcinoma: pattern of metastasis at autopsy. J Surg Oncol. 1983;23(3):175–80.

6. Macdonald L, Bruce J, Scott NW, et al. Long-term follow up of breast cancer survivors with post-mastectomy pain syndrome. Br J Cancer. 2005;92(2):225–30.

7. Cheville A, et al. Adjunctive rehabilitation approaches to oncology. Phys Med Rehabil Clin N Am. 2017;28:153–69.

8. Belfer I, et al. Persistent postmastectomy pain in breast cancer survivors: analysis of clinical, demographic, and psychosocial factors. J Pain. 2013;14(10):1185–95.

9. Fourie WJ, Robb KA. Physiotherapy management of axillary web syndrome following breast cancer treatment: discussing the use of soft tissue techniques. Physiotherapy. 2009;95(4):314–20.

10. Shamley D, et al. Three-dimensional scapulothoracic motion following treatment for breast cancer. Breast Cancer Res Treat. 2009;118(2):315–22.

11. Lombard JM, Zdenkowski N, Wells K, Beckmore C, Reaby L, Forbes JF, Chirgwin J. Aromatase inhibitor induced musculoskeletal syndrome: a significant problem with limited treatment options. Support Care Cancer. 2016;24(5):2139–46.

12. Crew Katherine D, et al. Prevalence of joint symptoms in postmenopausal women taking aromatase inhibitors for early-stage breast cancer. J Clin Oncol. 2007;25(25):3877–83.

13. Castel LD, Hartmann KE, Mayer IA, Saville BR, Alvarez J, Boomershine CS, Abramson VG, Chakravarthy AB, Friedman DL, Cella DF. Time course of arthralgia among women initiating aromatase inhibitor therapy and a postmenopausal comparison group in a prospective cohort. Cancer. 2013;119(13):2375–82.

14. Stubblefield M, O'Dell M. Cancer rehabilitation: principles and practice. New York: Demos Medical; 2009.

15. Irwin ML, et al. Randomized exercise trial of aromatase inhibitor–induced arthralgia in breast cancer survivors. J Clin Oncol. 2015;33(10):1104–11.

16. Henry NL, Banerjee M, Wicha M, Van Poznak C, Smerage JB, Schott AF, Griggs JJ, Hayes DF. Pilot study of duloxetine for treatment of aromatase inhibitor-associated musculoskeletal symptoms. Cancer. 2011;117(24):5469–75.

17. Greenlee H, Crew KD, Shao T, Kranwinkel G, Kalinsky K, Maurer M, et al. Phase II study of glucosamine with chondroitin on aromatase inhibitor-associated joint symptoms in women with breast cancer. Support Care Cancer. 2013;21(4):1077–87.

18. Rockson SG. Lymphedema. Am J Med. 2001;110(4):288–95.

19. Disipio T, Rye S, Newman B, Hayes S. Incidence of unilateral arm lymphoedema after breast cancer: a systematic review and meta-analysis. Lancet Oncol. 2013;14(6):500–15.

20. Shah C, Arthur D, Riutta J, Whitworth P, Vicini FA. Breast-

cancer related lymphedema: a review of procedure-specific incidence rates, clinical assessment AIDS, treatment paradigms, and risk reduction. Breast J. 2012;18(4):357–61.

21. Norman SA, Localio AR, Potashnik SL, et al. Lymphedema in breast cancer survivors: incidence, degree, time course, treatment, and symptoms. J Clin Oncol. 2009;27(3):390–7.

22. Stout Gergich NL, Pfalzer LA, McGarvey C, Springer B, Gerber LH, Soballe P. Preoperative assessment enables the early diagnosis and successful treatment of lymphedema. Cancer. 2008;112(12):2809–19.

23. D'Egidio V, Sestili C, Mancino M, et al. Counseling interventions delivered in women with breast cancer to improve health-related quality of life: a systematic review. Qual Life Res. 2017;26(10):2573–92.

24. Rogan S, Taeymans J, Luginbuehl H, Aebi M, Mahnig S, Gebruers N. Therapy modalities to reduce lymphoedema in female breast cancer patients: a systematic review and meta-analysis. Breast Cancer Res Treat. 2016;159(1):1–14.

25. Berger AM, Gerber LH, Mayer DK. Cancer-related fatigue: implications for breast cancer survivors. Cancer. 2012;118(8 Suppl):2261–9.

26. Wagner LI, Cella D. Fatigue and cancer: causes, prevalence and treatment approaches. Br J Cancer. 2004;91(5):822–8.

27. Miller AH, Ancoli-Israel S, Bower JE, Capuron L, Irwin MR. Neuroendocrine-immune mechanisms of behavioral comorbidities in patients with cancer. J Clin Oncol. 2008;26(6):971–82.

28. Velhuis MJ, Agasi-Idenburg SC, Aufdemkampe G, Wittink HM. The effect of physical exercise on cancer-related fatigue during cancer treatment: a meta-analysis of randomised controlled trials. Clin Oncol (R Coll Radiol). 2010;22(3):208–21.

29. Stevinson C, Lawlor DA, Fox KR. Exercise interventions for cancer patients: systematic review of controlled trials. Cancer Causes Control. 2004;15(10):1035–56.

30. Minton O, Richardson A, Sharpe M, Hotopf M, Stone PC. Psychostimulants for the management of cancer-related fatigue: a systematic review and meta-analysis. J Pain Symptom Manag. 2011;41(4):761–7.

31. Jean-Pierre P, Morrow GR, Roscoe JA, et al. A phase 3 randomized, placebo-controlled, double-blind, clinical trial of the effect of modafinil on cancer-related fatigue among 631 patients receiving chemotherapy: a University of Rochester Cancer Center Community Clinical Oncology Program Research base study. Cancer. 2010;116(14):3513–20.

32. Monk JP, Phillips G, Waite R, et al. Assessment of tumor necrosis factor alpha blockade as an intervention to improve tolerability of dose-intensive chemotherapy in cancer patients. J Clin Oncol. 2006;24(12):1852–9.

第3章

消化器官肿瘤：康复运动的重要性

黄恩戈　乔治·弗朗西斯

引言

消化器官的肿瘤涵盖整个消化系统各种各样的恶性肿瘤，包括上消化道（口腔、胃食管、间质）[1]、下消化道（结直肠、肛管）[2]、肝胆（胆囊、肝、胆管癌）[3]和胰腺癌[4]。头部和颈部的病变，如吞咽困难、发音困难和颈部的放射性纤维化另立章节讨论。

消化器官肿瘤常以 TNM 分期（见表 3.1）[5]。结直肠癌是最常见的，在美国每年约有 15 万人确诊。由于良好的筛查策略，常常可以早期诊断并通过手术切除治愈。胃癌、胰腺癌和胆管癌相对少见，侵袭性更强。预后更差且 5 年生存率更低[7]。

和其他肿瘤一样，胃肠道肿瘤可以采用手术、化疗/免疫疗法和放疗的综合治疗。这对肿瘤连续性医疗护理提出了诸多康复挑战。

诊断

消化器官肿瘤在诊断时可能已经引起消化功能障碍、腹痛、全身无力和恶病质[8]。这一群体的肿瘤康复挑战包括：心血管系统功能衰退、恶病质引起的严重肌肉萎缩、肿瘤相关疲劳、癌性疼痛、周围神经病变、肠道和膀胱功能障碍、步态异常、自我照顾障碍、失眠、厌食、营养不良和伴随的情绪障碍（适应障碍、焦虑和抑郁情绪）。因此，肿瘤诊断后尽早由康复医师通过症状管理、躯体功能优化和治疗过程中监测身体的变化提供支持性护理就非常重要。

表 3.1　美国癌症联合委员会（AJCC）对消化器官恶性肿瘤的 TNM 分期

胰腺癌	食管癌	结肠癌
原发肿瘤 (T)	**原发肿瘤 (T)**	**原发肿瘤 (T)**
Tx: 原发肿瘤无法评估	Tis: 重度非典型增生	Tx: 原发肿瘤无法评估
T0: 无原发肿瘤证据	T1: 累及固有层，黏膜肌层或黏膜下层	T0: 无原发肿瘤证据
Tis: 原位癌	T2: 累及固有肌层	Tis: 原位癌；黏膜内癌（累及固有层，未经黏膜肌）
T1: 肿瘤局限于胰腺，最大径 ≤ 2 cm	T3: 累及外膜	T1: 累及黏膜下层（超过黏膜肌层但未到达固有肌层）
T2: 肿瘤局限于胰腺，2 cm< 最大径 <4 cm	T4a: 累及可切除的邻近结构（如胸膜、心包、膈）	T2: 累及固有肌层
T3: 肿瘤最大径 ≥ 4 cm	T4b: 累及不可切除的的邻近结构（如主动脉、气管、椎体）	T3: 超过固有肌层，累及结肠直肠周围组织
T4: 肿瘤累及腹腔干，肠系膜上动脉和 / 或肝总动脉，不论大小		T4: 累及结肠直肠腹膜或侵犯邻近组织器官
		T4a: 侵犯脏层腹膜
		T4b: 侵犯邻近组织器官
区域淋巴结 (N)	**区域淋巴结 (N)**	**区域淋巴结 (N)**
Nx: 区域淋巴结无法评估	N0: 无区域淋巴结转移	Nx: 区域淋巴结无法评估
N0: 无区域淋巴结转移	N1: 区域淋巴结转移 1~2 个	N0: 无区域淋巴结转移
N1: 区域淋巴结转移 1~3 个	N2: 区域淋巴结转移 3~6 个	N1: 1~3 个区域淋巴结阳性（直径 0.2 mm 及以上的淋巴结合有肿瘤，或有任何数量的肿瘤累及，所有可识别的淋巴结呈阳性）
N2: 区域淋巴结转移 ≥ 4 个	N3: 区域淋巴结转移 ≥ 7 个	
远处转移 (M)	**远处转移 (M)**	
M0: 无远处转移	M0: 无远处转移	
M1: 合并远处转移	M1: 合并远处转移	

续表

胰腺癌	食管癌	结肠癌
		N1a: 1 个区域淋巴结阳性
		N1b: 2 个或 3 个区域淋巴结阳性
		N1c: 无区域淋巴结阳性,但在浆膜下,肠系膜或结肠腹膜外区域或直肠周/直肠系膜组织有肿瘤累及
		N2: 4 个以上区域淋巴结阳性
		N2a: 4~6 个区域淋巴结阳性
		N2b: 7 个及以上区域淋巴结阳性
		远处转移 (M)
		M0: 无远处转移
		M1: 转移到 1 个或多个远隔部位或器官,或证实有腹膜转移
		M1a: 1 个部位或器官转移,无腹膜转移
		M1b: 2 个及以上部位或器官转移,无腹膜转移
		M1c: 单独转移到腹膜表面或伴有其他部位及器官转移

手术或化疗前通过康复优化功能状态对于减少治疗前后的并发症、发病率和住院时间非常重要[9]。包括恶病质、肌肉萎缩和/或营养不良[10]、握力[11]、步行速度[12]和 6 min 步行试验[13]等指标均被证实对术后结果有预测价值。

已证实预康复对很多消化器官恶性肿瘤，包括结肠癌[14]、胰腺癌[15]和食管癌[16,17]是可行的。预康复可以是单个（单一模式）也可以是多个（多模式）要素，包括通过运动、营养优化或心理干预进行的身体调节。预康复的目标是在强化的肿瘤治疗及其预期的不良反应出现前优化机体的功能状态、心血管健康和肌肉质量。遗憾的是，由于不同种类肿瘤和肿瘤中心的治疗方案不同，没有标准化的康复计划。

机体预康复通常包括有氧运动和抗阻练习，一般建议每周进行 150 min 中等强度有氧运动，每周进行两次抗阻练习[18]。如果患者因为肌肉骨骼或神经肌肉损伤影响锻炼，采取个体化的锻炼就显得非常重要。运动处方的实施可能有所不同：一般由物理治疗师或运动生理学家制定居家运动；如果患者需要更多的指导，可在健康中心督导下的集体训练或由有资质的运动教练提供专门的物理治疗（PT）和作业治疗（OT）。营养支持是预康复的关键组成部分，因为蛋白质的补充有助于肌肉蛋白的合成。目标是每天每公斤体重摄入 1.2~2.0 g 蛋白质，具体取决于伴随疾病[16,19]。消化器官肿瘤患者容易出现恶病质和营养不良，建议确诊后尽快咨询临床营养师。

治疗

治疗手段取决于肿瘤的位置和分期，包括手术、新辅助或辅助放化疗、免疫治疗或上述方法的联合。消化器官肿瘤的手术切除范围通常较大，如全胃切除术，胰十二指肠切除术，或经腹会阴联合切除术。部分需要肠造口术。实施上消化管肿瘤切除手术的患者可能需要肠内营养管。这些侵入性手术后发生深静脉血栓形成（DVT）的风险很高，有必要采取预防措施[20]。要积极鼓励患者术后早期活动，建议患者术后第 1 天步行，并在床上开始用餐。腹带对转运和活动有帮助。腹部大手术后 6 周内抬举的重量一般限制在 5–10 磅（1 磅合 0.453 千克。）。家庭健康服务是必要的，最初由熟练的护理人员监测引流,协助管喂养和 / 或造口的护理,患者可能需要 PT 和 / 或 OT。患者可能会出现功能衰退和恶病质(或较术前状态恶化)。因此,通过步行或其他有氧运动和抗阻练习进行持续的躯体康复对于患者功能最大化和防止术后进一步功能减退非常重要[21]。

　　常用的消化器官肿瘤化疗药物和疗法包括氟尿嘧啶、亚叶酸钙、紫杉烷类、铂类药物、卡培他滨、吉西他滨和生物疗法[22]。表 3.2 列出了这些药物常见的不良反应。放疗通常是治疗的一部分,可进一步加重因恶心、呕吐和厌食引起的恶病质[23]。因为有跌倒和出血的风险,应定期监测患者的血细胞计数并采取预防措施[24,25]。血小板低于 20 000/ul 时,建议限制抗阻练习,鼓励在监测症状的前提下步行[25]。对于严重贫血的患者(血红蛋白 ≤ 8 g/dl),推荐以症状为基础的运动方法,并特别注意中到高强度运动。(有关血细胞计数限制的更多内容,请参阅血液恶性肿瘤章节。)

　　此外要重点监测皮肤以防止周围神经病变导致溃疡。充足的纤维和液体摄入以及肠道用药有助于控制腹泻[26]。应及时评估放疗的不良反应包括放射性皮炎、肌肉纤维化和肌病,采取有针对性的运动锻炼和治疗手法。最后,在整个治疗期间和治疗后,通过每日步行锻炼可以降低深静脉血栓的形成和肺部并发症的发生[27],同时改善功能、疲劳和睡眠质量[28]。

表 3.2　常见化疗药物不良反应[39-45]

化疗药物	影响功能的不良反应
5- 氟尿嘧啶	急性小脑综合征,厌食,神志不清,食管炎,头痛,失眠,恶心呕吐,全血细胞减少,血栓栓塞
伊立替康	腹痛,背痛,出血,心动过缓,便秘,出汗,头晕,嗜睡,水肿,发热,失眠,肌肉抽搐,直立性低血压和晕厥,眩晕
奥沙利铂和顺铂	腹痛,厌食,焦虑,关节痛,共济失调,背痛和骨痛,脑神经麻痹,头晕,构音障碍,吞咽困难,疲劳,听力丧失,失眠,肌痛,周围神经病变,肺纤维化,癫痫,血小板减少,尿失禁,眩晕,虚弱
甲酰四氢叶酸	烦躁,脱水,腹泻,失眠,恶心,痉挛,晕厥,呕吐
多烯紫杉醇和紫杉醇	腹痛,厌食,关节痛,虚弱,背痛,支气管痉挛,神志不清,头晕,感觉异常,呼吸困难,疲劳,听力损失,肌痛,神经毒性,周围性水肿,周围神经病变,癫痫,晕厥,血小板减少,呕吐,体重变化

　　备注:以上列举的主要是影响功能的不良反应,并不全面。

生存

五年生存率从胰腺导管腺癌的低于 10%[29]到直肠类癌 T1 的 100% 不等[30]。影响消化器官肿瘤患者的长期康复和功能问题包括大便失禁[31]、化疗引起的神经病变和维生素 B12 缺乏[32]、认知改变、性功能障碍[33]、骨痛、神经功能减退（包括足下垂）。尽管消化器官肿瘤罕有肌肉骨骼和神经转移，但监测神经肌肉功能有助于早期诊断和及时干预。例如，神经病变的治疗包括教育、每日足部检查、局部和 / 或口服治疗神经病变的药物[34]。

此外，肠道排泄可能需要造口术，围手术期肠道连续性中断及骨盆和盆底肌肉的失用可能导致肌肉萎缩和括约肌功能的不协调[35]。这会影响造口还纳后患者的生活，患者可能出现大便失禁。继而影响核心稳定性，以及不良姿势导致慢性背痛[36]。持续的躯体康复包括核心力量强化、盆底锻炼、盆底康复和经常的步行训练来治疗这些症状，同时最大限度地提高功能、生活质量和延长生存期[37,38]。

临床案例

患者女性，68 岁。15 岁时因静脉曲张出血行食管切除术及移植。由于贫血检查发现间置结肠腺癌。患者接受新辅助化疗，行右侧开胸、食管切除、间置结肠切除、胃切除、淋巴清扫、空肠造口和粘连松解术。其术后病情复杂，出现呼吸衰竭、心房颤动、严重营养不良、疼痛（类风湿关节炎病史）和抑郁。经急诊住院康复治疗，重点是室内步行和 ADL 训练，包括肠造口和空肠营养管的护理。影响康复的因素包括：严重的肌肉萎缩、营养不良、伤口愈合不良、癌性疲劳、抑郁、社会心理问题（其丈夫诊断为转移性肿瘤）和身体形象问题（其胸部上方的食管造口）。患者从住院康复出院回家，继续监督下进行日常生活活动（ADLs）和步行距离 500 英尺（1 英尺等于 0.304 8 米。）的训练。

3 个月后，她回到康复医学诊所，要求"重新还纳"。她的外科医生担心手术耐受性差，建议先改善功能、营养和心理状况。

患者参与了一个多模式的预康复项目，包括有氧运动：每天步行或卧骑自行车 30 min；每周 2 次主要肌群的抗阻练习；个性化的临床营养师干预；心理咨询师持续的心理治疗。

抑郁症采取认知行为疗法，这是患者个人预康复方案的一部分。患者严格遵守锻炼计划：每天步行 1~2 英里，连续进行 40 次坐立训练。为期 6 周的干预结束时，她的功能得分有所提高，有些甚至高于年龄相关的标准值。

患者接受了第二次手术：经腹手术，逆转食道断续，半胸骨柄切除，空肠吻合和切口转皮瓣手术。在术后 PT 评估期间，患者处于改善的独立状态，可以在没有辅助设备的情况下在床上活动、移动和步行 400 英尺。患者无严重并发症，术后 7 天出院回家，不需要家庭保健或门诊康复。

患者通过每天步行、抗阻练习和水中有氧运动的家庭锻炼计划继续取得进展，仍然积极参与当地社区和农场的活动。

结论

消化器官肿瘤在位置、进展和治疗方面存在很大差异，导致影响患者整体状态的损害。康复的实施包括诊断时的预康复、治疗期间持续的躯体活动和优化的营养、适当的症状管理，以及随后的力量和耐力的维持。对这个群体，适当的营养和核心及盆底肌肉力量的加强特别重要。治疗过程中的物理治疗非常重要，如表 3.3 所述。

表 3.3　《诊断、治疗和生存》功能障碍和康复诊断摘要

肿瘤阶段	功能障碍和康复诊断
诊断	厌食和恶病质，肌肉萎缩，癌性疲劳，功能衰退，癌性疼痛，肠道功能障碍，情绪障碍
治疗	术后功能衰退，癌性疲劳，癌性疼痛，周围神经病变，营养不良，化疗和放疗的不良反应，行动不便，日常生活活动障碍，情绪障碍
生存	肌肉无力，肌肉萎缩，认知功能障碍，情绪障碍，周围神经病变，慢性肿瘤相关疼痛和神经病理性疼痛，失平衡，肠道、膀胱和性功能障碍

选择题

1. 下列哪项不属于肝胆肿瘤？

    A. 胰腺

    B. 胆囊

    C. 胆管癌

    D. 肝

2. 侵犯固有肌层并且累及一个淋巴结的结直肠肿瘤分期为：

    A. T2N1M0

    B. T3N0M1

    C. T3N1M0

    D. T4N1M0

3. 研究支持哪一种消化器官肿瘤的预康复？

    A. 结直肠

    B. 胃食管

    C. 胰腺

    D. 上述所有

4. 下列哪项不是 FOLFOX（氟尿嘧啶，四氢叶酸，奥沙利铂）化疗的常见不良反应？

    A. 手掌 / 足底脱皮

    B. 周围神经病变

    C. 口干

    D. 发热

5. 下面哪一项表述是错误的？

    A. 化疗性神经病变需要包括物理治疗、药物治疗和预防措施的多模态治疗

    B. 结直肠癌常见肌肉骨骼转移

    C. 加强盆底肌肉力量可以改善括约肌功能和生活质量

    D. 规律的行走可以改善胃蠕动

答案

1. A
2. C
3. D
4. C
5. B

参考文献

1. Gore RM, Mehta UK, Berlin JW, Rao V, Newmark GM. Upper gastrointestinal tumours: diagnosis and staging. Cancer Imaging. 2006;6(1):213–7.
2. Gore RM. Lower gastrointestinal tract tumours: diagnosis and staging strategies. Cancer Imaging. 2005;5:S140–3.
3. National Comprehensive Cancer Network. Hepatobiliary cancers: clinical practice guidelines in oncology. J Nat Comp Cancer Network. 2009;7(4):350–91.
4. Mostafa ME, Erbarut-Seven I, Pehlivanoglu B, Adsay V. Pathologic classification of "pancreatic cancers" current concepts and challenges. Chin Clin Oncol. 2017;6(6):59.
5. American Joint Committee on Cancer. AJCC cancer staging manual. 8th ed. Cham: Springer; 2017.
6. American Cancer Society. Colorectal cancer facts & figures 2017–2019. Atlanta: American Cancer Society; 2017.
7. Surveillance, Epidemiology, and End Results (SEER) Program Research Data (1973–2015), National Cancer Institute, DCCPS, Surveillance Research Program, released April 2018, based on the November 2017 submission.
8. Palesty JA, Dudrick SJ. What we have learned about cachexia in gastrointestinal cancer. Dig Dis. 2003;21(3):198–213.
9. Silver JK, Baima J. Cancer prehabilitation: an opportunity to decrease treatment-related morbidity, increase cancer treatment options, and improve physical and psychological health outcomes. Am J Phys Med Rehabil. 2013;2(8):715–27.
10. Fukuta A, Saito T, Murata S, Makiura D, Inoue J, Okumura M, Sakai Y, Ono R. Impact of preoperative cachexia on postoperative length of stay in elderly patients with gastrointestinal cancer. Nutrition. 2019;58:65–8.
11. Sato S, Nagai E, Taki Y, Watanabe M, Watanabe Y, Nakano K, Yamada H, Chiba T, Ishii Y, Ogiso H, Takagi M. Hand grip strength as a predictor of postoperative complications in esopha-

geal cancer patients undergoing esophagectomy. Esophagus. 2018;15(1):10–8.

12. Chandoo A, Chi C-H, Ji W, Huang Y, Chen X-D, Zhang W-T, Wu R-S, Shen X. Gait speed predicts post-operative medical complications in elderly gastric patients following gastrectomy. ANZ J Surg. 2017;88:723–6.

13. Awdeh H, Kassak K, Sfeir P, Hatoum H, Bitar H, Husari A. The SF-36 and 6-minute walk test are significant predictors of complications after major surgery. World J Surg. 2015;39(6):1406–12.

14. Minnella EM, Carli F. Prehabilitation and functional recovery for colorectal cancer patients. Eur J Surg Oncol. 2018;44(7):919–26.

15. Parker NH, Ngo-Huang A, Lee RE, O'Connor DP, Basen Engquist KM, Petzel MQB, Wang X, Xiao L, Fogelman DR, Schadler KL, Simpson RJ, Fleming JB, Lee JE, Varadhachary GR, Sahai SK, Katz MHG. Physical activity and exercise during preoperative pancreatic cancer treatment. Support Care Cancer. 2018;27:4493–6.

16. Minnella EM, Awasthi R, Loiselle SE, Agnihotram RV, Ferri LE, Carli F. Effect of exercise and nutrition prehabilitation on functional capacity in esophagogastric cancer surgery. JAMA Surg. 2018;153(12):1081–9.

17. Dewberry LC, Wingrove LJ, Marsh MD, Glode AE, Schefter TE, Leong S, Purcell WT, McCarter MD. Pilot prehabilitation program for patients with esophageal cancer during neoadjuvant therapy and surgery. J Surg Res. 2019;235:66–72.

18. American Cancer Society. American Cancer Society guidelines on nutrition and physical activity for cancer survivors, 2012.

19. Carli F, Gillis C, Scheede-Bergdahl C. Promoting a culture of prehabilitation for the surgical cancer patient. Acta Oncol. 2017;56(2):128–33.

20. Toledano TH, Kondal D, Kahn SR, Tagalakis V. The occurrence of venous thromboembolism in cancers patients following major surgery. Thromb Res. 2013;131(1):e1–5.

21. van der Leeden M, Huijsmans R, Gelejin E, de Lange-de Klerk ES, Dekker J, Bonjer HJ, van der Peet DL. Early enforced mobilisation following surgery for gastrointestinal cancer: feasibility and outcomes. Physiotherapy. 2016;102(1):103–10.

22. Neuzillet C, Rousseau B, Kocher H, Bourget P, Tournigand C. Unravelling the pharmacologic opportunities and future directions for targeted therapies in gastro-intestinal cancers Part 1: GI carcinomas. Pharmacol Ther. 2017;174:145–72.

23. Grabenbauer GG, Holger G. Management of radiation and chemotherapy related acute toxicity in gastrointestinal cancer. Best Pract Res Clin Gastroenterol. 2016;30(4):655–64.

24. Ghosn M, Farhat F, Kattan J, Younges F, Moukadem W, Nasr F, Chahine G. FOLFOX-6 combination as the first-line treatment of locally advanced and/or metastatic pancreatic cancer. Am J

Clin Oncol. 2007;30(1):15–20.

25. Maltser S, Cristian A, Silver JK, Morris GS, Stout NL. A focused review of safety considerations in cancer rehabilitation. PM R. 2017;9(9S2):S415–28.

26. Andreyev J, Ross P, Donnellan C, Lennan E, Leonard P, Waters C, Wedlake L, Bridgewater J, Glynne-Jones R, Allum W, Chau I, Wilson R, Ferry D. Guidance on the management of diarrhoea during cancer chemotherapy. Lancet Oncol. 2014;15(10):e447–60.

27. Santos DA, Alseidi A, Shannon VR, Messick C, Song G, Ledet CR, Lee H, Ngo-Huang A, Francis G, Asher A. Management of surgical challenges in actively treated cancer patients. Curr Probl Surg. 2017;54(12):612–54.

28. Cheville AL, Kollasch J, Vandenberg J, Shen T, Grothey A, Gamble G, Basford JR. A home-based exercise program to improve function, fatigue, and sleep quality in patients with Stage IV lung and colorectal cancer: a randomized controlled trial. Pain Symptom Manage. 2013;45:811–21.

29. Balachandran VP, Beatty GL, Dougan SK. Broadening the impact of immunotherapy to pancreatic cancer: challenges and opportunities. Gastroenterology. 2019; S0016-5085(19)30054–X. E-pub.

30. Ngamruengphong S, Kamal A, Akshintala V, Hajiyeva G, Hanada Y, Chen YI, Sanaei O, Fluxa D, Haito Chavez Y, Kumbhari V, Singh V, O'Broin-Lennon AM, Canto MI, Khashab MA. Prevalence of metastasis and survival of 788 patients with T1 rectal carcinoid tumors. Gastrointest Endosc. 2018; S0016 5107(1):332723. Epub.

31. Lin KY, Denehy L, Frawley HC, Wilson L, Granger CL. Pelvic floor symptoms, physical, and psychological outcomes of patients following surgery for colorectal cancer. Physiother Theory Pract. 2018;34(6):442–52.

32. Mols F, Beijers AJ, Vreugdenhil G, Verhulst A, Schep G, Husson O. Chemotherapy-induced peripheral neuropathy, physical activity and health-related quality of life among colorectal cancer survivors from the PROFILES registry. J Cancer Surviv. 2015;9(3):512–22.

33. Frick MA, Vachani CC, Hampshire MK, Bach C, Arnold-Kozeniowski K, Metz JM, Hill-Kayser CE. Survivorship after lower gastrointestinal cancer: patient-reported outcomes and planning for care. Cancer. 2017;123(1):18608.

34. Jones MR, Urits I, Wolf J, Corrigan D, Colburn L, Peterson E, Williamson A, Viswanath O. Drug-induced peripheral neuropathy, a narrative review. Curr Clin Pharmacol. 2020;15(1):38–48.

35. Nishigori H, Ishii M, Kokado Y, Fujimoto K, Higashiyama H. Effectiveness of pelvic floor rehabilitation for bowel dysfunction after intersphincteric resection for lower rectal cancer. World J Surg. 2018;42(10):3415–21.

36. Herrle F, Sandra-Petrescu F, Weiss C, Post S, Runkel N, Kienle P. Quality of life and timing of stoma closure in patients with rectal cancer undergoing low anterior resection with diverting stoma: a Multicenter Longitudinal Observational Study. Dis Colon Rectum. 2016;59(4):281–90.

37. Zimmer P, Trebing S, Timmers-Trebing U, Schenk A, Paust R, Bloch W, Rudolph R, Streckmann F, Baumann FT. Eight-week, multimodal exercise counteracts a progress of chemotherapy-induced peripheral neuropathy and improves balance and strength in metastasized colorectal cancer patients: a randomized controlled trial. Support Care Cancer. 2018;6(2):615–24.

38. Van Blarigan EL, Fuchs CS, Niedzwiecki D, et al. Association of survival with adherence to the American Cancer Society nutrition and physical activity guidelines for cancer survivors after colon cancer diagnosis: the CALGB 89803/alliance trial. JAMA Oncol. 2018;4(6):783–90.

39. Fluorouracil, 5-FU. Drug monographs. Clinical Key. Elsevier, Inc., Atlanta.

40. Irinotecan. Drug monographs. Clinical Key. Elsevier, Inc., Atlanta.

41. Oxaliplatin. Drug monographs. Clinical Key. Elsevier, Inc., Atlanta.

42. Cisplatin. Drug monographs. Clinical Key. Elsevier, Inc., Atlanta.

43. Leucovorin. Drug monographs. Clinical Key. Elsevier, Inc., Atlanta.

44. Docetaxel. Drug monographs. Clinical Key. Elsevier, Inc., Atlanta. Available at: https://www.clinicalkey.com. Accessed 14 Feb 2019.

45. Paclitaxel. Drug monographs. Clinical Key. Elsevier, Inc. Atlanta.

第4章
脑、眼和中枢神经系统其他部位的肿瘤

玛丽·瓦戈

原发性中枢神经系统(CNS)恶性肿瘤仅占所有肿瘤的 1.4%[1]，良性脑肿瘤的发病率是原发性恶性脑肿瘤的两倍以上(69.1%：30.9%)[2]。脑和脊髓转移性疾病的数量远远超过原发性脑或脊髓肿瘤[3]。通常转移到脑的肿瘤的类型包括肺、乳腺、肾、结直肠癌和黑色素瘤，估计影响 20%的肿瘤患者[4]。一般来说，2% 的非血液系统肿瘤患者在诊断时出现脑转移[3]。脊柱转移的来源包括乳腺、前列腺、肾和肺[5]，影响 5%~10% 的晚期肿瘤患者[6]。

脑肿瘤

最常见的脑肿瘤类型为脑膜瘤(36.8%)、多形性胶质母细胞瘤(14.7%)、垂体腺瘤(16.4%)和神经鞘瘤(8.5%)[2]。最常见的中枢神经系统肿瘤的部位是脑膜(37.2%)，其次是垂体和颅咽管(17.5%)、额叶(8.2%)、脑神经(7%)、颞叶(6%)、顶叶(3.5%)、脊髓(3.1%)、小脑 – 脑干(1.5%)和枕叶(1%)[2]。

虽然大多数脑瘤发生在成年人群中，平均年龄为 60 岁[2]，但脑肿瘤也是儿童期(0—14 岁)最常见的肿瘤[2]。儿童肿瘤更可能累及后颅窝，并且与成年患者有不同的组织学类型。在 0—14 岁年龄组中，最常见的病理类型包括毛细胞型星形细胞瘤(17.9%)、恶性胶质瘤(13.9%)和胚胎源性肿瘤(13.3%，其中髓母细胞瘤占 62.4%)。预后因组织学不同而不同，一般来说，随着年龄的增长，预后较差。儿童期恶性脑肿瘤的 5 年生存率约为 70%，而成年期恶性脑肿瘤的 5 年生存率约为 35%。表 4.1 提供了按脑肿瘤类型划分的生存率的详细信息。

据报道，致残并发症的发生率约为 80%[7]，康复住院患者中最常见的损伤为认知功能障碍(80%)、乏力(78%)和视觉感知缺陷(53%)[8]。

表 4.2 总结了肿瘤相关中枢或周围神经系统异常导致的常见并发症模式。儿童肿瘤长期存活者的肥胖率高于同龄人，可能会对生长和内分泌功能的其他方面产生影响[9]。一般来说，脑肿瘤对工作[10]和学业[11]的影响率最高。

表 4.1　按脑肿瘤类型划分的生存率（%）

肿瘤类型	1 年	5 年	10 年
脑膜瘤（非恶性）	92.6	86.7	81.5
脑膜瘤（恶性）	82.1	63.8	56.1
胶质母细胞瘤	40.2	5.6	2.8
间变性星形细胞瘤	55	19.8	13.1
弥漫性星形细胞瘤	74.9	50.4	39.3
毛细胞型星形细胞瘤	97.9	94.1	92.2
少突胶质细胞瘤	94.7	81.6	66.3
间变性少突胶质细胞瘤	84.4	57.6	44.1
室管膜瘤（非恶性）	97.9	97.4	96.6
室管膜瘤（恶性）	94.4	84.8	79.5
胚源性肿瘤	81.9	62.1	55.1
髓母细胞瘤	89.3	73.2	64.9
原始神经外胚层肿瘤（PNET）	75.3	46.4	40.8
淋巴瘤	53.6	34.5	26.6
神经鞘瘤	99.4	99.3	99.3
生殖细胞肿瘤	95	94.6	92.0
垂体腺瘤	98	96.6	94.6
颅咽管瘤	92.8	83.5	77.7
血管瘤	96.3	93.4	90.2

改编自 Ostrum[2]

　　手术是治疗的主要手段。主要并发症的发生率为 13%~16%，发病率 25%~32%，死亡率为 1.7%。并发症高危因素包括患者年龄大于 60 岁、卡氏功能状态评分标准得分小于或等于 50 分、术中出血和肿瘤位于后颅窝[12,13]。通常采用放射治疗,通常是外照射,通过三维成像定位肿瘤。全脑放射治疗可用于转移性肿瘤。专门的放射治疗技术包括伽马射线立体定向放射治疗、近距离放射治疗(植入放射源)和质子束治疗[14]。迟发放射效应,如即刻出现及迟发出现放射性脑病或放射性脑坏死,可能使临床表现复杂化(表4.3),并且必须与肿瘤本身进展区分开来[15,16]。

表 4.2　肿瘤相关中枢或周围神经系统异常导致的影响

病变类型	通常表现	相关特征
脑瘤	单侧	脑受累对侧 脑干肿瘤,可能为同侧
放射性脑坏死	单侧	迟发出现,1年或更长时间
肿瘤脑膜播散	双侧	转移自血液、肺、乳腺、黑色素瘤、胃肿瘤;预后差
脊髓(肿瘤;放疗后)	双侧	背痛是最常见的症状 临床表现;截瘫比四肢瘫更常见;胸段水平最常见;运动障碍往往先于感觉障碍
神经根侵犯	单侧	需要和神经丛病、放射性神经炎区别
神经丛病(肿瘤;放疗后)	单侧	肿瘤侵袭通常比放射性神经丛病疼痛更剧烈。放射治疗后肌纤维颤动更常见
肌病(癌性;皮质类固醇或其他内分泌疾病)	双侧	运动是预防和治疗皮质类固醇肌病的主要手段[10]
神经肌肉接头病	双侧	罕见,突触前障碍可见于小细胞肺癌。与胸腺瘤相关的重症肌无力多见于突触后障碍
周围性多发性神经病	双侧	与化疗相关,比原发性肿瘤/副肿瘤更常见
功能衰退	双侧	排除其他神经肌肉疾病

对于GBM,即胶质母细胞瘤,最常使用的化疗药物是替莫唑胺,其不良反应包括乏力、头痛和便秘。服用替莫唑胺的患者在治疗过程中可能在影像学上出现"假性进展"征象,患者可以合并或者不合并临床症状的恶化[15]。其他药物包括血管生成抑制剂,如贝伐单抗。新疗法包括NovoTTF-100A,即通过一次性头皮传感器的电场疗法,用于抑制细胞生长。其他还包括免疫疗法,如基于肿瘤疫苗的方法,以及溶瘤病毒疗法[14]。

表 4.3 肿瘤和迟发放射性脑病的区别

病变类型	通常表现	其他
脑瘤	与肿瘤大小和部位有关[46];90% 的额叶或颞叶肿瘤患者至少在 1 个认知区域出现损伤[55]	癫痫和 / 或癫痫药物的可能影响[16]。通常比中风患者更轻微、更弥漫,但仍具有侧别特异性[16]。内分泌失调
放射性脑病	急性(1~3 个月) 可逆性临床恶化 早期迟发(3~12 个月) "嗜睡综合征",最常见 小于 3 岁的患者更严重 假性进展综合征(放射学 ±临床),与替莫唑胺治疗相关 晚期迟发(>1 年),非特异性临床恶化[11]	急性脑病发生与脑肿胀相关,用皮质类固醇治疗。与少突胶质细胞损伤引起的脱髓鞘相关的早期迟发性脑病,也可以用皮质类固醇治疗。这两种情况都不太常见。 晚期迟发与血管病变相关,也用皮质类固醇治疗,但可能不敏感,有时会采用手术切除。 通过 PET 等先进成像技术与复发进行鉴别[11]
全脑放疗后的长期认知变化(弥漫性脑损伤)	据报道,50%~90% 的肿瘤幸存者出现了放射治疗引起的认知障碍;包括反应速度、注意力、学习、记忆和执行能力缺陷[46]。认知变化在儿童和老年患者中最为明显[11,16]。儿童患者智商低于同龄人。后颅窝肿瘤病史的儿童患者的学习能力、社交能力和注意力会受到影响,但并非精神干扰或行为问题[30]。严重的成人患者会出现进行性痴呆和步态改变[11]	弥漫性萎缩,脑室扩大,白质信号成像信号改变[11]。多达 1/3 的儿童会出现"矿物化微血管病",包括基底节、齿状核和大脑灰质 – 白质交界处的钙化[11]。射线照射是儿童期脑肿瘤智力受损最重要的风险预后因素[42]
肿瘤治疗相关认知改变	对执行功能、学习记忆、注意力和处理速度的影响[8]	可能是多因素的治疗(尤其是化疗)的神经毒性;包括神经影像学上出现弥漫性白质改变,促炎细胞因子效应,肿瘤可能的潜在影响。 同时出现的疲劳、焦虑、失眠可能会加重认知症状。 接受化疗的乳腺癌患者神经影像学研究发现前额叶皮质血流量减少[4]

类固醇几乎普遍用于脑肿瘤的治疗,几乎所有的脑肿瘤患者在治疗过程中都会接受糖皮质激素治疗。一般来说,使用激素是为了对抗治疗相关的血管源性脑水肿。例如,经常在放射治疗期间使用激素。最常使用的药物是地塞米松,该药物具有低盐皮质激素活性。临床上也经常使用甲基强的松龙和强的松。类固醇使用应逐渐减少用量,直到找到最小有效剂量。这个剂量是使患者的症状改善,最小化长期使用类固醇的不良影响,同时使患者的获益最大化的剂量。不良反应包括类固醇相关的肌病,表现为近端肌无力,尤其是髋部。因为钙吸收受影响,激素会导致骨质疏松,进一步可能导致髋部骨折或缺血坏死。由此,补充钙剂和维生素 D 是有益的[16,17]。

脑肿瘤患者的住院康复研究报告了与其他脑病相关康复人群(如脑损伤和中风患者)类似的功能康复结果和社区出院率[18](表 4.4)。然而,中断住院治疗在脑瘤患者中更为常见(据报道,发生率为 17%~35%)。许多研究发现,良性和恶性肿瘤患者,甚至转移性肿瘤患者之间,康复效果没有显著差异[19]。

表 4.4　住院患者康复与具有类似损伤类型的非肿瘤患者的比较

	脑肿瘤	脊髓肿瘤
FIM 收益	相似或略低	低
FIM 效率	相似	相似
住院康复时间	相似或较短	较短
社区回归	相似	相似
终止住院	高	高

针对恶性脑肿瘤门诊患者有限跨领域研究结果表明,患者功能结果良好[20]且成本效益良好[21]。认知康复研究已经在不同人群,包括儿童肿瘤患者和成人胶质瘤患者[19]中开展,并推荐认知康复治疗应当作为儿童和青少年脑肿瘤治疗的实践指南[22]。对哌醋甲酯、美金刚或酮哌齐的研究表明,其对认知能力改善有不同程度的帮助[19]。

有证据表明体育活动有益于健康。在 243 例复发恶性胶质瘤患者的队列研究中,患者自我报告的运动水平大于 9 MET-h/ 周与近 22 个月的生存期相关,而在活动较少的患者中为 13 个月[23]。在一个关于跑步者和步行者的大型人口数据库研究中发现，≥ 1.8 MET-h/ 日活动量的跑步和步行脑肿瘤患者，与活动较少的个体相比死亡率降低了 42.5%[24]。一组接受住院康复治疗的 100 名 GBM 患者与其他 312 名未接受康复治疗的 GBM 患者相比，其生存率无显著差异，尽管住院治疗患者的卡氏功能状态评分标准得分总体较低（70 分对 80 分）[25]。GBM 患者可以通过门诊锻炼计划进行强化运动[26]。据报道，步行是最受欢迎的运动形式，在治疗后阶段对运动建议的接受性最好[27]。然而，可以预见的是，有监督的项目患者依从性和满意度比无监督的项目要好[26]。

与其他脑康复患者一样，脑肿瘤患者可能同样存在广泛的问题，包括癫痫发作、血栓栓塞、头痛、疲劳和情绪障碍[18]。

癫痫发作

癫痫发作在低级别肿瘤中最常见，在累及颞叶、额叶或岛叶的病变中常见。癫痫发作在次全切除后比全切除后更为常见[28]。列维拉西坦、拉莫三嗪和拉可沙胺是较新的抗癫痫药物，被认为是一线药物。化疗时应尽可能避免使用酶诱导剂（卡马西平、苯妥英钠、苯巴比妥）[29]。目前没有发现左乙拉西坦存在确切的药物相互作用，是常用预防药物。现已证明拉可沙胺单独使用或联合使用都是有效的，可以降低脑肿瘤群体的癫痫发作率[30]。丙戊酸虽然也被证明有效，但它是 CYP450 抑制剂，可能会增强某些抗肿瘤药物的毒性[31]。

血栓栓塞

脑胶质瘤血栓栓塞的危险因素包括高龄、3 种或 3 种以上合并症、下肢轻瘫、组织学分型为多形性胶质母细胞瘤、肿瘤体积较大、61 天内接受神经外科手术、使用化疗药物及手术时间超过 4 h[32,33]。在对 9,000 多例恶性胶质瘤的研究中发现了 715 例血栓栓塞（7.5%）[32]。另一项研究发现，在术后 17 个月内，有症状的深静脉血栓形成（DVT）. 发生率为 24%[33]。在新发血栓栓塞形成的前 5~10 天，推荐使用低分子肝素，进行至少 6 个月的长期二级预防[34]。脑转移瘤患者必须警惕颅内出血的风险。

头痛

除了在非肿瘤人群中引起头痛的因素外（如高血压或药物治疗），肿瘤相关头痛可能继发于术后疼痛、颅压升高、放疗或化疗[35]。需要进一步评估脑肿瘤患者头痛相关的体征和症状，包括：头痛发作于晨起或夜间醒来，进行性疼痛，对药物无反应，体位改变加重头痛，出现嗜睡或新的神经功能障碍[35]。对乙酰氨基酚通常是治疗脑胶质瘤相关头痛最安全的药物，使用非甾体抗炎药则需要考虑危险因素，如果存在脑水肿，可以使用皮质类固醇。

乏力

乏力的原因也是多方面的。在头部放射治疗期间也很常见，并且可以在肿瘤治疗患者中持续存在[36]。有关肿瘤相关乏力的更多信息，请参见第 2 章。

情绪

抑郁和焦虑是脑胶质瘤患者最常见的情绪障碍。15%~20% 的胶质瘤患者在患病期间会感到抑郁[37]。严重的情绪改变，如谵妄，需要进行评估。反复出现情绪改变的原因通常是多因素的，可能与诊断肿瘤导致的情绪影响、肿瘤本身的直接影响、药物的不良反应和合并症情况有关[35]。获取支持和希望很重要。其他因素包括患者的决策能力，被接受和被理解的患者，其焦虑状况会有所改善。而且，患者对信息的需求可能会有所不同。例如，有些患者可能更喜欢完整的信息而不是一次一点的信息，或者只是"关键/重要"的信息[38,39]。

眼部肿瘤

总体来说，眼部肿瘤罕见。最常见的眼部肿瘤是视网膜母细胞瘤，好发于儿童，尤其是婴儿期到 5 岁之间的儿童。视网膜母细胞瘤常表现为白瞳症(瞳孔发白)、斜视和潜在的虹膜异色[40]。占第二位的眼部肿瘤是黑色素瘤,这是成人最常见的眼部肿瘤,其次是淋巴瘤。眼黑色素瘤占全身所有黑色素瘤的5%,表现为非特异性的视觉改变或者是偶然诊断[41]。最近几十年,随着黑色素瘤的治疗方向趋于减少放疗而增加化疗,因此生存率有所提高[42]。致命性的转移,首位的器官是肝,确诊10~25年中,肝转移的概率高达50%[41]。放射治疗仍然是标准的治疗模式[43]。视网膜母细胞瘤和眼部黑色素瘤均需要终生随访[40,43]。眼部的转移性恶性肿瘤最常见的是乳腺癌和肺癌,好发转移部位是眼脉络膜层[44]。表4.5概述了眼部或者中枢神经系统肿瘤可能出现的视觉症状。

表 4.5　眼部或者中枢神经系统肿瘤可能出现的视觉症状。

病因	常见表现	其他信息
视网膜母细胞瘤	白瞳症(瞳孔发白)	如果中心视力缺陷,则有代偿性斜视;晚期阶段有虹膜改变
眼黑色素瘤	无特征性的视觉改变	可能会在常规眼科查体时偶然诊断
脑肿瘤(大脑)	差异较大:视物模糊或复视,视野偏盲或缺损,物体或颜色识别或者分辨困难	脑膜瘤,星形细胞瘤,转移性疾病等
脑肿瘤(后颅窝)	复视	成神经管细胞瘤;小脑脑桥角肿瘤
脑肿瘤(视神经,鞍区,视交叉)	视交叉前受累,则单侧视力受损;视交叉受累,则双颞侧偏盲;视束受累,则对侧同向偏盲	垂体肿瘤,颅咽管瘤,神经纤维瘤,鞍上区/视神经鞘脑膜瘤
颅骨切开术	数据有限;某系列报告视野缺损率达2/400[49]	对大多数肿瘤来说,手术仍然是最主要的治疗手段
放疗	早期:结膜炎,眼睑水肿和红斑,泪腺效应[37] 晚期:白内障,视网膜病变,青光眼[53],视神经病变[20]	与青光眼和视神经疾病相比,白内障更容易治疗;晚期并发症呈放疗剂量依赖性

续表

病因	常见表现	其他信息
化疗	系统性: 眼周皮肤和腺体的各种影响, 眼表面干燥 / 后遗症(卡莫司汀, 丝裂霉素), 角膜混浊(三苯氧胺), 白内障(白消安, 甲氨蝶呤, 托瑞米芬, 三苯氧胺), 角膜毒性, 眼痛, 异物感, 视物模糊, 结膜充血(阿糖胞苷联合方案), 青光眼(干扰素 α), 视网膜病(顺铂, 米托坦, 三苯氧胺, 干扰素), 动眼神经病变(卡氮芥, 长春花碱, 长春新碱), 视神经病变(三苯氧胺, 干扰素)[40]	对于多形性成胶质细胞瘤, 最常用的化疗药物是替莫唑胺, 头痛是该药很常见的不良反应

脊髓

髓内肿瘤或马尾肿瘤相当罕见, 占所有中枢神经系统肿瘤的 3.1%, 脊柱骨转移瘤引起的脊髓压迫症通常会导致严重脊髓损伤(SCI)。脊髓髓内病变包括室管膜瘤、星形细胞瘤和血管母细胞瘤[45]。严重脊髓损伤最常见的特征表现是背痛, 通常在半卧位时更为严重。胸段最常见(70%), 其次是腰骶段(20%)和颈段(10%), 与脊柱血液供应和胸椎管直径较小有关。

常见的脊柱转移瘤组织学来源包括肺、乳腺、前列腺、肾癌和黑色素瘤, 多发性骨髓瘤也可能与严重 SCI 相关[46]。放射性脊髓炎也可能发生。长期以来, 尽管有研究证实保持步行能力对生存率的影响存在相互矛盾的情况, 人们一直认为肿瘤的早期识别对于保持步行能力的机会至关重要, 原发肿瘤类型和卡氏功能状态评分标准得分与预后的关系更为密切[47]。相对较短的瘫痪病程和二便功能受累与相对较差的预后有关。运动障碍通常先于感觉障碍, 恢复的顺序则恰恰相反。

脊柱肿瘤稳定性评分(SINS)广泛使用, 用来评估是否需要接受稳定性手术[48](表 4.6)。在可行的条件下, 稳定性手术可获得保留神经功能、改善生活质量及缓解症状的最佳效果[5]。脊柱肿瘤生存率主要由肿瘤类型决定,乳腺癌和肾癌比肺癌或前列腺癌预后更好[5]。多发性脊柱转移、颈椎转移或病理性骨折对生存率无显著影响。一项大型国际研究表明,手术后 1 年、2 年和 5 年的总生存率分别为 53%、31% 和 10%,最近几年研究显示其存活时间更长[49]。

表 4.6　脊柱肿瘤稳定性评分(SINS)

脊柱部位	
各段连接处(枕部 $-C_2$,C_7-T_2,$T_{11}-L_1$,L_5-S_1)	3
活动节段(C_3-C_6,L_2-L_4)	2
半固定节段(T_3-T_{10})	1
固定节段(S_2-S_5)	0
疼痛	
存在	3
偶发疼痛,非机械性	1
无疼痛	0
骨损害	
溶骨型	2
混合型	1
成骨型	0
X 线脊柱定位	
存在半脱位 / 转移表现	4
新发畸形(后凸、脊柱侧凸)	2
正常序列	0
椎体塌陷	
>50%	3
<50%	2
无塌陷,椎体受累>50%	1
以上皆无	0
脊柱后外侧受累	
双侧	3
单侧	1
以上皆无	0

　　备注:获得 Fisher 等[49] 的许可。总分:0~6 分:稳定;7~12 分:不确定(可能即将发生)不稳定;13~18 分:高骨折风险。建议进行手术咨询,总分>7 分。

肿瘤性脊髓损伤患者与外伤性脊髓损伤患者每天在住院康复方面的收益相当。与创伤性脊髓损伤相比,通常康复的住院时间更短,因为截瘫比四肢瘫更常见,并且大多数肿瘤相关脊髓损伤是不完全性的[50]。然而,患有脊柱肿瘤的患者通常比大多数创伤性脊髓损伤患者年龄更大,并伴有其他并发症[51]。与脑肿瘤一样,中断住院比其他 SCI 病例更常见[52]。纽等人[53]总结了一个肿瘤性脊髓损伤康复的框架,包括预期寿命超过 3 个月时,应考虑早期康复;他们还建议康复团队培养一种理念,即转向姑息治疗甚至死亡都不应被视为失败。

多发性周围神经病变

虽然多发性周围神经病变可能由于肿瘤本身引起,但通常被视为化疗反应,尤其是长春花生物碱、紫杉醇衍生物和铂制剂[54](表 4.7)。神经病变可能会限制化疗的应用。现已发现免疫位点抑制剂疗法导致罕见但严重的神经肌肉接头病,包括炎症性神经病和重症肌无力,以及不太常见的炎症性肌病[55]。神经病变表现可能先于肿瘤诊断。治疗包括治疗

表 4.7　化疗相关多发性神经病变

药物	商品名	神经纤维	肿瘤
紫杉烷	紫杉醇 / 泰素帝	感觉>运动	乳腺 肺 卵巢
铂类	卡铂,奥利沙铂	感觉	肺 卵巢 结肠
顺铂	顺铂 顺铂	感觉	肺 卵巢
沙利度胺	沙利度胺	感觉>运动	骨髓瘤
长春花生物碱	长春新碱	感觉 = 运动	淋巴瘤
免疫位点抑制剂	单克隆抗体药物	脱髓鞘 (肌无力、肌炎)	疾病晚期

神经病理性疼痛的药物(抗痉挛药、抗抑郁药)、非紧束鞋类、矫形器、辅助和适配装置及防跌倒装置。放射治疗可引起周围神经病变,包括臂丛神经病变或腰骶神经病变[56](更多信息,请参见"辐射纤维化"一章。)

病例

　　患者,58 岁,女性,合并高血压、高脂血症、甲状腺功能减退症、前驱糖尿病、肥胖、胃食管反流和腰痛病史,因跌倒和精神状态异常送至急诊室。MRI 显示右额叶占位,11 天后接受了肿瘤次全切除术。病理提示WHO Ⅱ级非典型脑膜瘤。患者术后早期出现低钠血症,应用为期 7 天的左乙拉西坦,预防癫痫发作,并在应用地塞米松减量后转入早期康复治疗;神经功能状态有所改善。

　　术后 5 周,患者开始接受放疗,为期 5 周,5 600 cGy。在开始放疗前不久,患者预约了首次康复门诊,并开始了门诊物理治疗、作业治疗和言语治疗。主要症状包括疲劳、双侧膝关节疼痛、情绪低落、缺乏自我决定、记忆和认知集中困难及间歇性头痛。患者表示希望尽快返回工作岗位。门诊治疗是可以接受的,尽管存在交通障碍等不便,有错过预约的情况。2 个月后,患者完成了放射治疗,不再服用皮质类固醇药物。

　　这个病例说明了许多问题。脑膜瘤通常为良性,但也可能有恶性变异。该患者的病程因脑水肿而复杂化,脑水肿是由于放射性脑病或肿瘤的残留影响所致,最有可能的原因是前者。虽然可以早期停用皮质类固醇,但本病例需要延长治疗时间。在所有这些过程中,对这位患者来说,重返工作岗位仍然是一个重要的节点。如果需要的话,应该向护理团队汇报。

选择题

1. 转移瘤导致脊髓压迫最常见的节段是?
   A. 颈段
   B. 胸段
   C. 腰段
   D. 骶段

2. 哪种肿瘤类型最可能与副肿瘤性多发性周围神经病相关？

   A. 小细胞肺癌

   B. 前列腺癌

   C. 乳腺癌

   D. 头颈部鳞癌

3. 在接受早期康复治疗的中枢神经系统恶性肿瘤患者中,以下哪项是正确的？

   A. 与其他非肿瘤神经康复患者相比,中断住院发生的频率较低。

   B. 通过 FIM 评分衡量,肿瘤患者的功能预后与非肿瘤神经康复患者相似。

   C. 住院时间长于非肿瘤神经康复患者。

   D. 脑转移瘤患者的 FIM 评分低于其他原发脑肿瘤患者。

4. 脊柱肿瘤最常见的表现特征是什么？

   A. 感觉障碍

   B. 小便失禁

   C. 跌倒

   D. 背痛

5. 在比较儿童和成人脑瘤人群时,以下哪项是正确的？

   A. 儿童恶性脑肿瘤的发病率高于成人。

   B. 与大多数成人原发性脑恶性肿瘤相比,大多数儿童肿瘤类型的长期生存率更高。

   C. 与年轻成人患者相比,接受全脑放疗的幼儿患者具有较低发生认知后遗症的概率。

   D. 成人原发性脑肿瘤类型更可能累及后颅窝。

答案

1. B

2. A

3. B

4. D

5. B

参考文献

1. Noone AM, Howlader N, Krapcho M, Miller D, Brest A, Yu M, Ruhl J, Tatalovich Z, Mariotto A, Lewis DR, Chen HS, Feuer EJ, Cronin KA, editors. Cancer stat facts: brain and other nervous system cancer. In: SEER cancer statistics review, 1975–2015, National Cancer Institute, Bethesda, based on Nov 2017 SEER data submission, posted to the SEER web site, Apr 2018.

2. Ostrom QT, Gittleman H, Truitt G, et al. CBTRUS statistical report: primary brain and other central nervous system tumors diagnosed in the United States in 2011–2015. Neuro-Oncology. 2018;20(S4):1–86.

3. Cagney DN, Martin AM, Catalano PJ, et al. Incidence and prognosis of patients with brain metastases at diagnosis of systemic malignancy: a population-based study. Neuro-Oncology. 2017;19(11):1511–21.

4. Achrol AS, Rennert RC, Anders C, et al. Brain metastases. Nat Rev Dis Primers. 2019;5(1):5.

5. Yao A, Sarkiss CA, Ladner TR, Jenkins AL. Contemporary spinal oncology treatment paradigms and outcomes for metastatic tumors to the spine: a systematic review of breast, prostate, renal, and lung metastases. J Clin Neurosci. 2017;41:11–23.

6. National Collaborating Centre for Cancer (UK). Metastatic spinal cord compression. Diagnosis and management of patients at risk of or with metastatic spinal cord compression. NICE clinical guidelines, no. 75. Cardiff: National Collaborating Centre for Cancer (UK); 2008, ISBN-13: 978-0-9558265-1-1.

7. Lehmann J, DeLisa JA, Warren CG, et al. Cancer rehabilitation assessment of need development and education of a model of care. Arch Phys Med Rehabil. 1978;59:410–9.

8. Mukand JA, Blackinton DD, Crincolli MG, et al. Incidence of neurologic deficits and rehabilitation of patients with brain tumors. Am J Phys Med Rehabil. 2001;80:346–50.

9. Lustig RH, Post SR, Srivannaboon K, et al. Risk factors for the development of obesity in children surviving brain tumors. J Clin Endocrinol Metab. 2003;88(2):611–6.

10. Short PF, Vasey JJ, Tunceli K. Employment pathways in a large cohort of adult cancer survivors. Cancer. 2005;103:1292–301.

11. Ellenberg L, Liu Q, Gioia G, et al. Neurocognitive status in long-term survivors of childhood CNS malignancies: a report from the Childhood Cancer Survivor Study. Neuropsychology. 2009;23(6):705–17.

12. Lonjaret L, Guyonnet M, Berard E, et al. Postoperative complications after craniotomy for brain tumor surgery. Anaesth Crit Care Pain Med. 2017;36:213–8.

13. Sawaya R, Hammoud M, Schoppa D, et al. Neurosurgical outcomes in a modern series of 400 craniotomies for treatment of parenchymal tumors. Neurosurgery. 1998;42(5):1044–55.

14. Sharpar S, Mhatre PV, Huang ME. Update on brain tumors: new developments in neuro-oncologic diagnosis and treatment, and impact on rehabilitation strategies. PM R. 2016;8:678–89.

15. Dropcho EJ. Neurotoxicity of radiation therapy. Neurol Clin. 2010;28:217–34.

16. Greene-Schloesser D, Robbins ME, Peiffer AM, et al. Radiation-induced brain injury: a review. Front Oncol. 2012;2:1–18.

17. Dietrich J, Rao K, Pastorino S, Kesari S. Corticosteroids in brain cancer patients: benefits and pitfalls. Expert Rev Clin Pharmacol. 2011;4(2):233–42.

18. Vargo M. Brain tumors and metastases. Phys Med Rehabil Clin N Am. 2017;28:115–41.

19. Marciniak CM, Sliwa JA, Heinemann AW, Semik PE. Functional outcomes of persons with brain tumors after inpatient rehabilitation. Arch Phys Med Rehabil. 2001;82:457–63.

20. Khan F, Amatya B, Drummond K, et al. Effectiveness of integrated multidisciplinary rehabilitation in primary brain cancer survivors in an Australian community cohort: a controlled clinical trial. J Rehabil Med. 2014;46:754–60.

21. McCarty S, Keeshin S, Eickmeyer SM, et al. Evaluation of the cost of comprehensive outpatient therapies in patients with malignant brain tumors. Am J Phys Med Rehabil. 2017;96:341–6.

22. Langenbahn DM, Ashman T, Cantor J, et al. An evidence-based review of cognitive rehabilitation in medical conditions affecting cognitive function. Arch Phys Med Rehabil. 2013;94:271–86.

23. Ruden E, Reardon DA, Coan AD, et al. Exercise behavior, functional capacity, and survival in adults with malignant recurrent glioma. J Clin Oncol. 2011;29:2918–23.

24. Williams PT. Reduced risk of brain cancer mortality from walking and running. Med Sci Sports Exerc. 2014;46(5):927–32.

25. Roberts PS, Nuño M, Sherman D, et al. The impact of inpatient rehabilitation on function and survival of newly diagnosed patients with glioblastoma. PM R. 2014;6:514–21.

26. Hansen A, Sggaard K, Minet LR, Jarden JO. A 12-week interdisciplinary rehabilitation trial in patients with gliomas – a feasibility study. Disabil Rehabil. 2018;40(12):1379–85.

27. Jones LW, Guill B, Keir ST. Exercise interest and preferences among patients diagnosed with primary brain cancer. Support Care Cancer. 2007;15:47–55.

28. Englot DJ, Chang EF, Vecht CJ. Epilepsy and brain tumors. Handb Clin Neurol. 2016;134:267–85.

29. Vecht CJ, van Breemen M. Optimizing therapy of seizures in patients with brain tumors. Neurology. 2006;67(Suppl 4):S10–3.

30. Benit CP, Kerkhof M, Duran-Peña A, Vecht CJ. Seizures as complications in cancer. In: Cancer neurology in clinical practice. Cham: Springer; 2018. p. 153–69.

31. Bourg V, Lebrun C, Chichmanian RM, Thomas P, Frenay M. Nitroso-urea-cisplatin-based chemotherapy associated with valproate: increase of haematologic toxicity. Ann Oncol. 2001;12(2):217–9.

32. Semrad TJ, O'Donnell R, Wun T, Chew H, Harvey D, Zhou H, White RH. Epidemiology of venous thromboembolism in 9489 patients with malignant glioma. J Neurosurg. 2007;106(4):601–8.

33. Marras LC, Geerts WH, Perry JR. The risk of venous thromboembolism is increased throughout the course of malignant glioma: an evidence-based review. Cancer. 2000;89(3):640–6.

34. Lyman GH, Bohlke K, Khorana AA, Kuderer NM, Lee AY, Arcelus JI, Balaban EP, Clarke JM, Flowers CR, Francis CW, Gates LE. Venous thromboembolism prophylaxis and treatment in patients with cancer: American Society of Clinical Oncology clinical practice guideline update 2014. J Clin Oncol. 2015;33(6):654.

35. Siegel C, Armstrong TS. Nursing guide to management of major symptoms in patients with malignant glioma. Seminars in oncology nursing. 2018; 34(5):513–27.

36. Armstrong TS, Cron SG, Bolanos EV, Gilbert MR, Kang DH. Risk factors for fatigue severity in primary brain tumor patients. Cancer. 2010;116:2707–15.

37. Rooney AG, Brown PD, Reijneveld JC, Grant R. Depression in glioma: a primer for clinicians and researchers. J Neurol Neurosurg Psychiatry. 2014;85:230–5.

38. Salander P, Bergenheim T, Henriksson R. The creation of protection and hope in patients with malignant brain tumours. Soc Sci Med. 1996;42(7):985–96.

39. Vargo M, Henriksson R, Salander P. Rehabilitation of patients with glioma. Handb Clin Neurol. 2016;134:287–304.

40. Dimaras H, Corson TW, Cobrinik D, et al. Retinoblastoma. Nat Rev Dis Primers. 2015;1:15021.

41. Amaro A, Gangemi R, Piaggio F, et al. The biology of uveal melanoma. Cancer Metastasis Rev. 2017;36:109–40.

42. Singh M, Durairaj P, Yeung J. Uveal melanoma: a review of the literature. Oncol Ther. 2018;6:87–10.4.

43. Mishra KK, Chiu-Tsao ST, Orton CG. Particle therapy is ideal for the treatment of ocular melanomas. Point counterpoint. Med Phys. 2016;43(2):631–4.

44. Rundle P (2017) Photodynamic therapy for eye cancer. Biomedicine 5(4) pii E69; biomedicines5040069.

45. Samartzis D, Gillis CC, Shih P, et al. Intramedullary spinal cord tumors: part i—epidemiology, pathophysiology, and diagnosis. Global Spine J. 2015;5:425–35.

46. Byrne TN. Spinal cord compression from epidural metastases. NEJM. 1992;327:614–9.

47. Barcena A, et al. Spinal metastatic disease. An analysis of factors determining functional prognosis and the choice of treatment. Neurosurgery. 1984;15:820–7.

48. Feng JT, Yang XG, Wang F, et al. Prognostic discrepancy on overall survival between ambulatory and nonambulatory patients with metastatic spinal cord compression. World Neurosurg. 2019;121:e322–32.

49. Fisher CG, DiPaola CP, Ryken TC, et al. A novel classification system for spinal instability in neoplastic disease: an evidence-based approach and expert consensus from the Spine Oncology Study Group. Spine. 2010;35:E1221–9.

50. Wright E, Ricciardi F, Arts M, et al. Metastatic spine tumor epidemiology: comparison of trends in surgery across two decades and three continents. World Neurosurg. 2018;114:e809–17.

51. McKinley WO, Huang E, Brunsvold KT. Neoplastic vs traumatic spinal cord injury: an outcome comparison after acute rehabilitation. Arch Phys Med Rehabil. 1999;80(10):1253–7.

52. Alam E, Wilson RD, Vargo M. Inpatient cancer rehabilitation: a retrospective comparison of transfer back to acute care between patients with neoplasm and other rehabilitation patients. Arch Phys Med Rehabil. 2008;89(7):1284–9.

53. New PW, Marshall R, Stubblefield MD, Scivoletto G. Rehabilitation of people with spinal cord damage due to tumor: literature review, international survey and practical recommendations for optimizing their rehabilitation. J Spinal Cord Med. 2017;40(2):213–21.

54. Hausheer FH, Schilsky RL, Bain S, et al. Diagnosis, management and evaluation of chemotherapy induced peripheral neuropathy. Semin Oncol. 2006;33(1):15–49.

55. Kolb NA, Trevino CR, Waheed W, et al. Neuromuscular complications of immune checkpoint inhibitor therapy. Muscle Nerve. 2018;58:10–22.

56. Harper CM, Thomas JE, Cascino TL, Litchy WJ. Distinction between neoplastic and radiation-induced brachial plexopathy, with emphasis on the role of EMG. Neurology. 1989;39(4):502–6.

第 5 章
泌尿道和生殖器官肿瘤：女性和男性

麦克·费迪乌　肖恩·史密斯

前列腺癌

概述和肿瘤治疗

　　前列腺癌是男性最常见的恶性肿瘤，约占美国每年新发肿瘤病例的 10%。尽管前列腺癌患病率很高，但其 5 年生存率却为 98.2%，仅占每年所有肿瘤死亡病例的 4.8%。然而，前列腺癌的治疗可能导致疼痛、乏力、尿失禁和其他损害，康复医师和治疗师应着重关注这些方面。前列腺癌的治疗包括全身治疗、放疗和 / 或手术治疗。一般来说，根据对血液循环中达到去势水平的雄激素反应情况的不同，前列腺癌可分为激素敏感型和去势抵抗型。系统治疗包括雄激素剥夺治疗（ADT）、化疗、免疫治疗、米托蒽醌、酮康唑或其他药物。表 5.1 描述了一些常用的前列腺癌治疗药物及其潜在的不良反应。

表 5.1　前列腺癌治疗药物及其不良反应

常用治疗	不良反应
雄激素受体拮抗剂（恩扎鲁胺）	代谢紊乱、肌肉骨骼疼痛、潮红
酪氨酸激酶抑制剂（卡博替尼）	大量出血、味觉改变、体重减轻
雄激素生物合成抑制剂（阿比特龙）	胃肠道症状、代谢紊乱、高血压、肝酶升高、关节和肌肉疼痛
*PD-1 抑制剂（帕博利珠单抗，纳武单抗）	关节痛、全血细胞减少、恶心、肝功能指标（LFTs）升高

*PD-1 抑制剂是一种新的治疗方法，临床试验正在进行中。

　　放疗通常包括近距离放射治疗（在前列腺组织中植入放射性粒子）和更传统的前列腺和周围组织外放射治疗。放疗的急性期并发症除了直肠炎、疲劳和皮肤糜烂外,还会引起疼痛和水肿。就迟发性并发症而言,放疗可引起肌肉和韧带的纤维化,进而导致肌无力、疼痛、尿失禁和潜在的腰骶丛神经损伤。

手术也是治疗方法之一,但发生盆底功能障碍、勃起功能障碍和疼痛的风险较高。

治疗对肌肉骨骼的影响

雄激素剥夺治疗是前列腺癌治疗的一个标志,包括通过受体阻断和/或减少生成的方法来减少睾酮获取。ADT 的不良反应对身体机能十分不利。由于 ADT 的作用,间充质干细胞从产肌肉组织通路向产脂肪组织通路进行转变,这通常导致肌肉减少型肥胖和体重的增加,代谢综合征和胰岛素抵抗也可能发生。随着肌肉组织进一步减少,患者可能会出现伴有疼痛的肌腱病、关节痛和肌筋膜痛。

抗阻练习和有氧运动被证明有助于在不增加 PSA 或睾酮的情况下,减轻这些身体组成成分的变化[1]。阿利布艾等人对接受 ADT 治疗的前列腺癌患者进行了一项不同运动方案的小型随机对照试验(RCT),结果表明与团队训练相比,一对一运动训练对患者生活质量和健康方面有明显的改善作用[2]。此外,与自我监督的运动方案相比,有他人监督的运动方案提高了患者的依从性。

ADT 治疗的另一个不良反应是骨密度降低,这种情况在双能 X 线吸收法(DEXA)扫描中可能被低估[3]。骨质减弱使患者骨折风险增加,男性患者骨质疏松性骨折死亡率高于女性[4]。双膦酸盐、地舒单抗、选择性雌激素受体调节剂(SERMS)、补钙和补充维生素 D 药物均可用于预防和治疗骨密度降低。一项对接受唑来膦酸治疗的去势抵抗性前列腺癌患者的随机安慰剂对照研究显示,与安慰剂相比,试验组发生骨相关事件(SRE)减少 11%,至首次发生骨相关事件(SRE)的中位时间延长,持续发生 SRE 的风险减少 36%。

对于骨密度降低,除了进行药物治疗外,还可以在医师评估后建议患者进行抗阻练习。如果患者不存在明显的平衡障碍,不存在转移性疾病导致骨折的危险,应推荐个体化的肌肉力量训练方案,这种方案能够提高腰椎和股骨头的骨密度[6,7]。此外,库库连等发现渐进性抗阻练习联合补充维生素 D 可使骨量减少的老年男性腰椎骨密度提高 1.5%，股骨头骨密度提高 0.7%[8]。

骨转移的评估和管理

前列腺癌对转移至骨骼具有很高的亲和力，虽然也可能发生溶骨性病变[9]，但其独特之处在于特征性地发生成骨性病变。尽管成骨性病变可使骨骼更为致密，但其在构造上却弱于正常骨骼，更易发生骨折[10]。脊柱转移可能导致具有灾难性影响的脊髓损伤，或来自硬膜外疾病，或因椎体病理性骨折压迫脊髓。脊髓损伤患者应通过标准治疗进行康复[11]，此部分超出本章的范围。对于稳定性不明确的脊柱转移瘤患者，可采用脊柱肿瘤稳定性评分量表（SINS）来判断脊柱转移瘤的稳定性[12]。该量表根据脊柱肿瘤的位置、是否存在机械性疼痛、骨病变类型（成骨性或溶骨性）、脊柱力线、椎体塌陷情况和脊柱后部受累情况评估脊椎的稳定性，并将风险分为低度、中度和高度不稳定 3 种。

对于稳定性脊柱转移瘤患者，机械性疼痛的康复治疗应侧重于核心肌群训练，而不进行明显的脊柱弯曲和扭转运动。此外，对于压迫神经根和有症状的颈椎病、腰椎病患者，应分别考虑硬膜外类固醇注射和脊神经内侧支阻滞等介入性疼痛治疗方案。

对于长骨转移，作者建议采用米雷莱斯标准（Mirels）来评估稳定性。它根据肿瘤的位置、疼痛、病变性质、病变相对于骨直径的大小来评价稳定性，以帮助确定是否需要手术固定。米雷莱斯标准评分小于 8 分被认为是安全的，放射治疗发生骨折风险较小[13]。对于稳定的病灶，康复干预应重点加强四肢肌群肌肉力量，并提高骨密度。如果疼痛恶化，则说明转移性病变可能已经有进展，医师应该遵循较短的时间间隔来进行影像学检查。

多模式运动可以改善有前列腺癌病史患者的整体身体机能，甚至患有进展期前列腺癌的患者同样会受益。加尔沃等人发现，与未接受额外运动干预的对照组相比，前列腺癌骨转移患者的柔韧性训练、抗阻练习和有氧运动改善了患者的身体机能和下肢力量[14]。此外，在这项对 50 多名男性的研究中，没有骨折或不良事件发生，这表明在开始训练之前，先由医生对患者进行评估，再进行运动训练是安全的。

盆底功能障碍

伴有勃起功能障碍的盆底功能障碍经常发生在前列腺癌手术或放疗后,尿失禁和大便失禁也是最常见的不良反应[15]。然而,患者出现部分或全部症状的比率可能因治疗类型的不同而各异[16]。这些症状可能令患者十分痛苦,与生活质量下降和对治疗结果的满意度有关[17]。

古纳瓦德纳等人最近的一项系统性回顾发现,生物反馈及术前和术后盆底运动改善了前列腺癌根治术后的尿失禁和勃起功能障碍的发生[18]。侧重于改善深层和浅层盆底肌肉力量、神经肌肉再生和行为矫正技术的训练似乎最为有效。当患者存在骨盆 / 会阴疼痛、尿失禁或勃起功能障碍症状时,应考虑进行这些干预[19]。

即使在前列腺癌根治术之前,盆底运动也是有帮助的。古纳瓦德纳等人发现,术前盆底肌强化可改善术后尿控,尤其是在术后恢复后继续盆底运动的情况下[18]。在该系统性回顾中,作者得出结论,所有接受前列腺癌根治术的患者应"在手术前开始锻炼盆底肌肉以维持盆底功能正常。"这强调了盆底功能障碍的综合康复至少应包括术前教育,而预康复在预防盆底功能障碍方面也有作用。

除了盆底康复外,介入治疗也有助于治疗前列腺癌患者肿瘤相关性疼痛。骨盆、盆腔脏器、内外生殖器官、肛门和尾骨的神经支配是通过上腹下神经丛、奇神经节和阴部神经的交感神经传导通路进行的[20]。奇神经节通常可传导脐下盆腔疼痛,而单侧盆腔疼痛和 / 或阴茎 / 阴道疼痛可能由阴部神经产生。详细的病史询问和体格检查有助于确定疼痛区域和支配神经。这些结构的神经阻断已被用于治疗盆腔中各种器官引起的疼痛[20-22]。医生应该了解这些操作是盆腔器官、生殖器官、会阴和尾骨疼痛的潜在治疗选择。

妇科恶性肿瘤

概述和肿瘤治疗

妇科恶性肿瘤是一组包括子宫体癌、卵巢癌、宫颈癌、阴道癌和外阴癌在内的肿瘤的总称。子宫内膜癌是迄今为止最常见的妇科恶性肿瘤,其次分别是卵巢癌、宫颈癌、阴道癌和外阴癌[23]。根据海默尔等报道，约53% 患子宫内膜癌的女性，因为无法完全参与她们希望参加的活动，治疗效果可能会极大地减弱[24]。尽管卵巢癌的发病率与其他妇科恶性肿瘤相比要低很多，但是由于卵巢癌在诊断时往往处于晚期，因此卵巢癌在妇科恶性肿瘤中死亡人数最多。本节将重点讨论与妇科恶性肿瘤治疗相关的常见毒性反应和功能损害，如盆底功能障碍、盆腔和下肢淋巴水肿、芳香化酶抑制剂导致的关节痛和化疗导致的周围神经病变（表 5.2）。

表 5.2　妇科恶性肿瘤常用的药物及其毒性反应

常用药物	常见毒性反应
铂类药物（顺铂、卡铂、奥沙利铂）	恶心、脱发、肾功能损害、耳毒性、神经病变、可复性后部脑病综合征
紫杉烷（多西他赛，紫杉醇）	全血细胞减少、脱发、神经病变、关节痛、肌肉痛、恶心、肾功能损害
VEGF 抑制剂（贝伐单抗）	疲劳、恶心、关节痛、出血、肌肉无力、神经病变、高血压、胃肠不适
吉西他滨	肝酶升高，恶心
拓扑异构酶抑制剂（伊立替康，拓扑替康）	全血细胞减少，肝酶升高，胃肠不适，虚弱，脱发，黏膜炎，皮疹
aPD-1 抑制剂（帕博利珠单抗）	食欲减退，关节痛，全血细胞减少，恶心，电解质紊乱

备注：关键词：*VEG-F* 血管内皮生长因子；*PRES* 可逆性脑后部白质病变综合征；高血压；aPD-1 抑制剂，是一种新的治疗方法，临床试验正在证明其有效性。

盆腔和下肢淋巴水肿

盆腔和下肢淋巴水肿是妇科恶性肿瘤常见的并发症，其原因是肿瘤侵犯淋巴系统、淋巴结清扫或放疗。淋巴水肿可导致疼痛、活动和日常生活能力受损、心理困扰、社交孤立和生活质量下降。根据比利亚等人报道，在一项关于妇科恶性肿瘤导致下肢淋巴水肿的原创性研究的系统综述中，下肢淋巴水肿的发生率尽管不同，但在子宫内膜癌、宫颈癌和卵巢癌中的发生率分别高达 47%、59.1% 和 40.8%[25]。在所有妇科恶性肿瘤中，外阴癌下肢淋巴水肿的发生率最高，卵巢癌最低[26]。肥胖、手术切除的淋巴结数量、化疗史、放疗史、发病前非甾体抗炎镇痛药物的使用、有无感染都是发生淋巴水肿的独立危险因素[27]。

淋巴水肿通常是由了解淋巴水肿的医生作出的临床诊断。国际淋巴学会(ISL)将淋巴水肿从 0 期到 3 期分为四期,分期越高,水肿越严重[28](表 5.3)。

表 5.3　国际淋巴学会淋巴水肿分期[28]

0 期	亚临床阶段,此时淋巴转运中断,但尚未发生肿胀。患者可能有主观症状。
1 期	肿胀液体里蛋白质含量高。肿胀随肢体抬高而减轻。可能发生皮肤指压凹陷。
2 期	仅靠肢体抬高很少能减轻肿胀。在早期皮肤指压凹陷很明显,但后期由于皮下脂肪过多和纤维化的发展,可能会减少。
3 期	皮肤营养性改变,包括皮肤增厚,棘皮样,恶化的脂肪沉积和纤维化,疣状过度生长。象皮肿。

有时并不清楚水肿是否起源于淋巴(淋巴水肿),或是否有其他原因引起肿胀,如静脉功能不全、血管机械性压迫(肿瘤复发时可见)、深静脉血栓形成、心力衰竭和 / 或肾衰竭、神经源性水肿或脂肪水肿。在这些患者中,可能需要做进一步的检查,如静脉超声扫描以评估瓣膜完整性、淋巴显像和 / 或可能必要时通过影像学检查排除肿瘤压迫。

综合消肿治疗(CDT)是治疗淋巴水肿的金标准,包括两个治疗阶段。最初的降低充血期阶段采用皮肤护理、手法淋巴引流(MLD)和绷带包扎压迫可以减少肢体容量。第二阶段为维持阶段,采用持续的皮肤护理、MLD 和加压长袜来维持肢体的缩小尺寸。间歇气泵压缩装置也可用于维持阶段[29]。Do 等人对患有淋巴水肿的子宫内膜癌、宫颈癌和卵巢癌患者进行初步研究,发现在肿瘤相关手术结束后进行 CDT 结合康复训练与单独 CDT,CDT 结合进行的综合康复训练(如伸展运动、增强肌力和有氧运动),在不影响淋巴水肿状态的情况下,患者的肌肉力量、躯体功能和疲劳均得到改善[30]。医生应该认识到 CDT 治疗的指征,理想情况下应该由经过高级培训的治疗师进行治疗。

芳香化酶抑制剂导致的关节痛

尽管女性生殖系统和妇科肿瘤普遍表达雌激素受体和孕激素受体,

但是选择性雌激素受体调节剂（SERMs）和芳香化酶抑制剂（AIs），仅在少部分妇科恶性肿瘤中证明有效[31]，经常用于子宫内膜起源的肿瘤。在妇科恶性肿瘤患者中，缺乏关于芳香化酶抑制剂导致关节痛的数据，但是在接受芳香化酶抑制剂治疗的乳腺癌患者中有详细的描述。康复医师应该意识到，激素治疗可以应用于妇科恶性肿瘤患者，有可能导致关节疼痛和功能丧失。更多细节见乳腺癌章节。

化疗导致的周围神经病变

妇科恶性肿瘤的化疗方案通常包括以铂类和紫杉烷为基础的化疗，它们与神经毒性有关，可引起周围神经病变。使用这些药物的患者可能会出现麻木、刺痛、疼痛、虚弱和平衡障碍。对于接受这些化疗方案的患者，如出现新发对称性远端肢体感觉改变，临床医生应进行彻底的神经系统评估，包括步态评估，以便及时诊断并治疗化疗导致的周围神经病变症状。如果不清楚患者是否出现了这些症状，神经传导检查可能有助于诊断。治疗是多模式的，通常包括结合口服镇痛药和脱敏治疗的疼痛管理、步态和平衡训练、矫形器使用和预防跌倒风险教育。

盆底功能障碍

盆底功能障碍（PFD）在妇科恶性肿瘤人群中发病率很高，包括泌尿系统、肠道功能和性功能障碍。因为不同的妇科恶性肿瘤类型和治疗方法不同，PFD 的发生率报道各异。关于 PFD 在妇科恶性肿瘤中的发病率与普通人群的对比的数据有限[32]。

普通人群中治疗 PFD 有效的盆底治疗，通常包括加强薄弱肌的肌肉力量和伸展 / 放松紧绷的拮抗肌[33]。迄今为止的证据表明，在妇科恶性肿瘤患者中盆底治疗 PFD 也有希望。Yang 等人在一项宫颈癌患者中进行的初步研究发现，与对照组相比，盆底康复训练可改善盆底肌肉力量、性欲、性功能、疼痛和躯体功能[34]。Rutledge 等人还证实，与对照组相比，盆底功能锻炼和行为训练相结合的方法可改善妇科恶性肿瘤患者的尿失禁[35]。

肾癌

肾癌是一种常见的恶性肿瘤，在男性和女性恶性肿瘤中都排在前 10

位,其中近90%是肾细胞癌(RCC)。肾癌预后良好,综合各个分期的5年总生存率为75%。如果是局限性肿瘤,这一数字将增加至93%。与所有肿瘤幸存者一样,接受RCC治疗的患者可能会根据其疾病的严重程度和肿瘤治疗情况而出现损害(表5.4),本节将描述这类人群中两个重要的康复需求。

表5.4　肾癌治疗药物及其不良反应

常用药物	常见不良反应
酪氨酸激酶抑制剂(阿昔替尼、培唑帕尼、索拉非尼、舒尼替尼)	高血压、恶心、乏力、出血、关节痛、肝酶升高、电解质紊乱、心功能不全
CTLA-4抑制剂(伊匹单抗)	疲劳、瘙痒、皮炎、皮疹、结肠炎
PD-1抑制剂(纳武单抗) VEGF抑制剂(贝伐单抗)	肝酶升高、电解质紊乱、皮疹、肌肉骨骼疼痛、恶心

备注:CTLA-4:细胞毒性T淋巴细胞相关蛋白4;PD-1:程序性死亡受体1;VEGF:血管内皮生长因子。

　　肌肉减少症是肾细胞癌的常见问题,也是影响总生存率的独立预测因子[36]。此外,肌肉减少症与肾细胞癌的靶向治疗相关,特别是靶向作用于血管内皮生长因子(VEGF)的酪氨酸激酶抑制剂(TKI)和哺乳动物雷帕霉素靶点(mTOR)通路[37]。关于康复和运动对肾细胞癌患者肌肉减少症影响的数据有限。Monfardini等人报告,在泌尿生殖系统肿瘤(包括肾细胞癌)患者中,仅有25%日常生活活动困难的患者和10%工具性日常生活活动困难的患者被转诊接受康复治疗。这表明肾细胞癌患者的功能需求和肌肉减少可能被忽略。Shmid等人发现,中度到剧烈的活动与肾细胞癌患者死亡率降低有关。Rosenberger的一项小型探索性研究表明,基于机器调控的抗阻练习方案对肾细胞癌患者是可行的、安全的,并且增强了患者的肌肉力量。这建议我们在RCC患者的治疗中纳入带有指导的运动计划。

　　肾细胞癌转移的常见部位是脊柱。Lipton等人表明唑来膦酸可降低转移性肾细胞癌患者发生骨相关事件的风险。传统的常规放射治疗与肾细胞癌脊柱转移的控制不佳有关,但立体定向放射治疗(SRS)技术的最新进展改善了脊柱疾病和疼痛转移灶的治疗效果。虽然 SRS 缓解了疼痛，增强了脊柱转移灶的局部控制，但据报道 SRS 后椎体压缩性骨折的发生率为 16%~27.5%[38]。这强调了无论是否存在疼痛，医生都需要与脊柱转移的患者宣教脊柱防护措施的必要性。

参考文献

1. Cormie P, Zopf EM. Exercise medicine for the management of androgen deprivation therapy-related side effects in prostate cancer. Urol Oncol. 2018. pii: S1078-1439(18)30390-9.
2. Alibhai SMH, Santa Mina D, Ritvo P, Tomlinson G, Sabiston C, Krahn M, Durbano S, Matthew A, Warde P, O'Neill M, Timilshina N, Segal R, Culos-Reed N. A phase II randomized controlled trial of three exercise delivery methods in men with prostate cancer on androgen deprivation therapy. BMC Cancer. 2019;19(1):2.
3. Russell N, Grossmann M.Management of bone and metabolic effects of androgen deprivation therapy. Urol Oncol. 2018. pii: S1078-1439(18)30389-2.
4. Kessler ER. Management of metastatic prostate cancer in frail/elderly patients. Oncology (Williston Park). 2018;32(11):570–3.
5. Saad F, Gleason DM, Murray R, Tchekmedyian S, Venner P, Lacombe L, et al. Long-term efficacy of zoledronic acid for the prevention of skeletal complications in patients with metastatic hormone-refractory prostate cancer. J Natl Cancer Inst. 2004;96:879–82.
6. McMillan L, Zengin A, Ebeling P, Scott D. Prescribing physical activity for the prevention and treatment of osteoporosis in older adults. Healthcare. 2017;5(4):85.
7. Whiteford J, Ackland TR, Dhaliwal SS, James AP, Woodhouse JJ, Price R, Prince RL, Kerr DA. Effects of a 1-year randomized controlled trial of resistance training on lower limb bone and muscle structure and function in older men. Osteoporos Int. 2010;21(9):1529–36.
8. Kukuljan S, Nowson CA, Bass SL, Sanders K, Nicholson GC, Seibel MJ, Salmon J, Daly RM. Effects of a multi-component exercise program and calcium–vitamin-D 3-fortified milk on bone mineral density in older men: a randomised controlled trial. Osteoporos Int. 2009;20(7):1241–51.
9. Logothetis CJ, Lin SH. Osteoblasts in prostate cancer metastasis to bone. Nat Rev Cancer. 2005;5(1):21–8.
10. Lin SC, Yu-Lee LY, Lin SH. Osteoblastic factors in prostate cancer bone metastasis. Curr Osteoporos Rep. 2018;16(6):642–7.

11. Ruppert LM. Malignant spinal cord compression: adapting conventional rehabilitation approaches. Phys Med Rehabil Clin. 2017;28(1):101–14.

12. Fisher CG, DiPaola CP, Ryken TC, Bilsky MH, Shaffrey CI, Berven SH, Harrop JS, Fehlings MG, Boriani S, Chou D, Schmidt MH, Polly DW, Biagini R, Burch S, Dekutoski MB, Ganju A, Gerszten PC, Gokaslan ZL, Groff MW, Liebsch NJ, Mendel E, Okuno SH, Patel S, Rhines LD, Rose PS, Sciubba DM, Sundaresan N, Tomita K, Varga PP, Vialle LR, Vrionis FD, Yamada Y, Fourney DR. A novel classification system for spinal instability in neoplastic disease. Spine (Phila Pa 1976). 2010;35(22):E1221–9.

13. Mirels H. Metastatic disease in long bones: a proposed scoring system for diagnosing impending pathologic fractures. Clin Orthop Relat Res. 1989;(415 Suppl):S4–13.

14. Galvao DA, Taaffe DR, Spry N, Cormie P, Joseph D, Chambers SK, Chee R, Peddle-Mcintyre CJ, Hart NH, Baumann FT, Denham J. Exercise preserves physical function in prostate cancer patients with bone metastases. Med Sci Sports Exerc. 2018;50(3):393.

15. Anderson CA, Omar MI, Campbell SE, Hunter KF, Cody JD, Glazener C. Conservative management for postprostatectomy urinary incontinence. Cochrane Database Syst Rev. 2015;1:17.

16. Jang JW, Drumm MR, Efstathiou JA, Paly JJ, Niemierko A, Ancukiewicz M, Talcott JA, Clark JA, Zietman AL. Long-term quality of life after definitive treatment for prostate cancer: patient-reported outcomes in the second posttreatment decade. Cancer Med. 2017;6(7):1827–36.

17. Sanda MG, Dunn RL, Michalski J, Sandler HM, Northouse L, Hembroff L, Lin X, Greenfield TK, Litwin MS, Saigal CS, Mahadevan A, Klein E, Kibel A, Pisters LL, Kuban D, Kaplan I, Wood D, Ciezki J, Shah N, Wei JT. Quality of life and satisfaction with outcome among prostate-cancer survivors. N Engl J Med. 2008;358(12):1250–61.

18. Goonewardene SS, Gillatt D, Persad R. A systematic review of PFE pre-prostatectomy. J Robot Surg. 2018;12:1–4.

19. Siegel AL. Pelvic floor muscle training in males: practical applications. Urology. 2014;84(1):1–7.

20. Nagpal AS, Moody EL. Interventional management for pelvic pain. Phys Med Rehabil Clin N Am. 2017;28(3):621–46.

21. Plancarte R, Amescua C, Patt RB, Aldrete JA. Superior hypogastric plexus block for pelvic cancer pain. Anesthesiology. 1990;73(2):236–9.

22. Ahmed DG, Mohamed MF, Mohamed SA. Superior hypogastric plexus combined with ganglion impar neurolytic blocks for pelvic and/or perineal cancer pain relief. Pain Physician. 2015;18(1):E49–56.

23. American Cancer Society. Cancer facts and figures 2018. Atlanta: American Cancer Society; 2018.

24. Hammer SM, Brown JC, Segal S, Chu CS, Schmitz KH. Cancer-related impairments influence physical activity in uterine cancer survivors. Med Sci Sports Exerc. 2014;46(12):2195.

25. Biglia N, Zanfagnin V, Daniele A, Robba E, Bounous VE. Lower body lymphedema in patients with gynecologic cancer. Anticancer Res. 2017;37(8):4005–15.

26. Ryan M, Stainton MC, Jaconelli C, Watts S, MacKenzie P, Mansberg T. The experience of lower limb lymphedema for women after treatment for gynecologic cancer. Oncol Nurs Forum. 2003;30(3):417–23.

27. Beesley VL, Rowlands IJ, Hayes SC, Janda M, O'Rourke P, Marquart L, Quinn MA, Spurdle AB, Obermair A, Brand A, Oehler MK. Incidence, risk factors and estimates of a woman's risk of developing secondary lower limb lymphedema and care needs in women treated for endometrial cancer. Gynecol Oncol. 2015;136(1):87–93.

28. Executive Committee. Lymphology. 2016;49(4):170–84.

29. Bakar Y, Tuğral A. Lower extremity lymphedema management after gynecologic cancer surgery: a review of current management strategies. Ann Vasc Surg. 2017;44:442–50.

30. Do JH, Choi KH, Ahn JS, Jeon JY. Effects of a complex rehabilitation program on edema status, physical function, and quality of life in lower-limb lymphedema after gynecological cancer surgery. Gynecol Oncol. 2017;147(2):450–5.

31. Nieves-Neira W, Kim JJ, Matei D. Hormonal strategies in gynecologic cancer: bridging biology and therapy. Gynecol Oncol. 2018;150(2):207–10.

32. Ramaseshan AS, Felton J, Roque D, Rao G, Shipper AG, Sanses TVD. Pelvic floor disorders in women with gynecologic malignancies: a systematic review. Int Urogynecol J. 2018;29(4):459–76.

33. Arnouk A, De E, Rehfuss A, Cappadocia C, Dickson S, Lian F. Physical, complementary, and alternative medicine in the treatment of pelvic floor disorders. Curr Urol Rep. 2017;18(6):47.

34. Yang EJ, Lim JY, Rah UW, Kim YB. Effect of a pelvic floor muscle training program on gynecologic cancer survivors with pelvic floor dysfunction: a randomized controlled trial. Gynecol Oncol. 2012;125(3):705–11.

35. Rutledge TL, Rogers R, Lee SJ, Muller CY. A pilot randomized control trial to evaluate pelvic floor muscle training for urinary incontinence among gynecologic cancer survivors. Gynecol Oncol. 2014;132(1):154–8.

36. Fukushima H, Nakanishi Y, Kataoka M, Tobisu K, Koga F. Prognostic significance of sarcopenia in patients with meta-

static renal cell carcinoma. J Urol. 2016;195(1):26–32.

37. Yip Epub 17 SM, Heng DY, Tang PA. Review of Aug the interaction between body composition and clinical outcomes in metastatic renal cell cancer treated with targeted therapies. J Kidney Cancer VHL. 2016;3(1):12–22.

38. Smith BW, Joseph JR, F, Szerlip N, Saadeh YS, La Marca F, Szerlip NJ, Schermerhorn TC, Spratt DE, Younge KC, Park P. Radiosurgery for treatment of renal cell metastases to spine: a systematic review of the literature. World Neurosurg. 2018; 109:e502–9.

第6章
头颈部肿瘤患者的康复

阿尔瓦·阿佐拉　塞缪尔·迈耶

病例分析

　　患者,70 岁,男性,诊断喉癌 T1N1M0,Ⅲ 期。既往有慢性阻塞性肺疾病(COPD)病史,有吸烟习惯。刚开始接受化疗和放疗,并准备在 3 周内接受喉切除术和根治性颈淋巴结清扫术。

　　为了将来的康复治疗,你还需要进一步了解哪些信息? 对于此患者,你会预见到发生哪些可能的并发症与身体损害?

解剖分区

　　为了更好地对头颈部肿瘤患者实施康复治疗,康复医师应当熟悉此区域的基本解剖。发生于口腔、咽、喉、唾液腺和鼻窦等区域的肿瘤皆属于头颈部肿瘤。明确肿瘤所占据的解剖区域和原发位置对于其临床分期的确定、治疗计划的制订、长期的疾病管理和全面的身体损害预估皆具有重要的意义。头颈部主要解剖分区及肿瘤发生位置见图 6.1[1]。

流行病学与生存率

　　据统计,头颈部肿瘤约占全美肿瘤的 5.6%[2],且主要影响男性,男女比为 3∶1[3]。近 10 年来,头颈部肿瘤的发病率逐年稳定提高,而且这一发病率逐渐提高的趋势在全球范围内,无论是在发达国家还是在发展中国家,会一直持续到 2030 年[4]。

　　头颈部恶性肿瘤的主要病因除吸烟、饮酒外,还有病毒感染,例如与口咽癌相关的人乳头状瘤病毒(HPV)感染,与鼻咽癌相关的 EB 病毒感染。

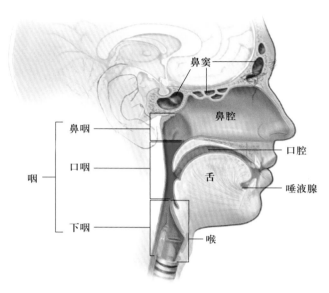

图 6.1　头颈部主要解剖分区及肿瘤发生位置

累及唇、口腔及咽部的恶性肿瘤绝大部分属于鳞状细胞癌。全球每年约有 500,000 例新发头颈部肿瘤病例,其中有 40,000 例在美国[5]。在过去的 20 年中,头颈部肿瘤的常见原发部位分布出现了一些变化,表现为口咽癌在头颈部肿瘤中的占比升高,喉癌和下咽癌均下降。与上述肿瘤原发部位的流行病学变化相一致,肿瘤致病风险因素统计也出现了一些变化:吸烟这一危险因素在所有头颈部肿瘤类别中的地位皆有下降,具有较高致癌风险的人乳头状瘤病毒被新确认为口咽癌的危险因素。

HPV 阳性口咽癌往往发生在中年(<60 岁)、非吸烟的高加索族白种人男性群体,他们拥有较高的经济社会地位且曾经有多个性伴侣。HPV 阳性患者的预后明显优于与吸烟密切相关的 HPV 阴性患者,前者的 2 年总体生存率是 94%,而后者仅有 58%[6]。这一发现直接导致了 2017 年头颈部肿瘤分期手册的较大变化,包括:针对 HPV 阳性(p16 阳性)和 HPV 阴性两类不同肿瘤而设计的临床分级系统,以及由此带来的更准确的生存率预测;将口腔的局部侵犯深度整合到肿瘤 T 分级标准之中;将肿瘤的淋巴结包膜外侵犯增列为病理 N 分级的标准之一[6],见表 6.1 和表 6.2。

表 6.1　HPV 相关（P16 阳性）口咽癌解剖分期及不同的预后分组

T 分组	N 分组			
	N0	N1	N2	N3
T0	NA	I	II	III
T1	I	I	II	III
T2	I	I	II	III
T3	II	II	II	III
T4	III	III	III	III

备注：有任何远处转移的证据皆归为Ⅳ期。摘自德施勒 DG，摩尔 MG，史密斯 RV，主编《头颈癌 TNM 分期和颈部解剖分类快速参考指南（第 4 版）》，弗吉尼亚州亚历山德里亚：美国耳鼻咽喉学会 – 头颈外科基金会，2014 年。

表 6.2　非 HPV 相关（P16 阴性）口咽癌解剖分期及不同的预后分组

T 分组	N 分组			
	N0	N1	N2a，b，c	N3
T1	I	III	ⅣA	ⅣB
T2	II	III	ⅣA	ⅣB
T3	III	III	ⅣA	ⅣB
T4a	ⅣA	ⅣA	ⅣA	ⅣB
T4b	ⅣB	ⅣB	ⅣB	ⅣB

备注：有任何远处转移的证据皆归为ⅣC 期。摘自德施勒 DG，摩尔 MG，史密斯 RV，主编《头颈癌 TNM 分期和颈部解剖分类快速参考指南（第 4 版）》，弗吉尼亚州亚历山德里亚：美国耳鼻鼻喉学会 – 头颈外科基金会，2014 年。

在头颈部鳞癌中，其肿瘤特异相关病死率的 5 年累计指数函数值是 26.7%，而其竞争死亡率（死于其他原因）占据了另外的 12.7%，故其总体的生存率为 60.6%[7]。

与解剖部位相关的功能损害

上述头颈部肿瘤患病人群的流行病学改变带来了一系列变化，一方面是大量年轻的头颈部肿瘤幸存者逐渐涌现，另一方面由于疾病本身及相应治疗措施带来的功能损害会让这部分人群饱受折磨。所以,上述事实更彰显了功能保存的重要性。因为恶性肿瘤引起的功能减退或丧失及治疗措施带来的毒性不良反应会给患者的生活质量带来深远的影响。一项面向头颈部肿瘤患者功能保存结果的国际多中心研究发现,患者最常报告的功能损害结果是外形损毁(82%)、吞咽困难(75%)、言语交流能力下降(67%)。这会制约诸如进食、人际交流、参与休闲和社群活动等人类的基本功能[5]。其他由患者报告的影响生活质量的常见不适包括发音障碍、张口困难、口腔干燥、牙齿空洞、气管切开后长期带管、颈肩活动障碍、神经病变和淋巴水肿等。

　　根据功能障碍病因的不同,可将上述功能损害分为原发肿瘤引起、肿瘤转移引起、治疗不良反应引起三类。原发肿瘤引起的功能障碍取决于肿瘤所在位置、瘤体大小和局部侵犯蔓延的程度。涉及的常见功能损害包括口腔及口咽期吞咽功能障碍、言语表达能力的下降、共鸣障碍、发声障碍、局部疼痛和牵涉痛、声带运动功能下降、听力下降等,见表 6.3。

表 6.3　与原发肿瘤位置相关的特殊考虑及可能的功能损害

位置	与位置相关的特殊考虑	功能损害
唇,口腔及舌	视诊即可早期诊断(如常规口腔科体检) 感觉损害可进一步限制功能的恢复 注意牙齿的康复 下颌骨放疗后可产生放射性骨坏死	口腔期吞咽功能(食物团的准备和控制) 言语功能(构音) 涎腺放疗后出现口腔干燥
口咽及舌根	翼状突受累或纤维化引起的牙关紧闭 软腭受累导致的腭咽功能不全 放疗导致食管上括约肌纤维化 疼痛(牵涉至耳和颈部)	口腔期及咽期吞咽功能(食物团推进、咽收缩不良、食管上括约肌功能障碍) 牙关紧闭(下颚运动范围缩小) 言语功能(构音、低鼻音/高鼻音) 涎腺放疗后出现口腔干燥
鼻咽	主要治疗方式是进行较大范围的放疗,包括脑部 放疗致 Lhermitte 综合征 颅底骨质的放射性骨坏死 放疗致迟发性球麻痹	鼻咽反流(腭咽功能不全) 闭塞性鼻音 神经认知能力下降 听力下降(累及咽鼓管)

续表

位置	与位置相关的特殊考虑	功能损害
喉	全喉切除术后可以保留有良好的吞咽功能和实用的语言能力（电子喉、气管食管发音管） 放疗可伴发喉水肿、喉纤维化及喉运动能力受限	咽期吞咽功能障碍（气道保护能力受损，误吸风险升高） 发音过弱或发音障碍 声带运动障碍，声门区受损
下咽	远处转移风险高 食管上段狭窄	咽期吞咽功能障碍（出口梗阻，咽收缩能力差） 声带功能障碍

在头颈部肿瘤人群中，颈部淋巴结区域转移会对患者预后产生严重的负面影响，并能明显增加患者的复发率。此外，若在受累的淋巴结中发现包膜外侵犯（extracapsular spread，ECS），患者的 5 年生存率则由 70% 降至 27%[8]。ECS 不仅是反映肿瘤侵袭性的生物标志，也是最重要的肿瘤预后因子之一，一旦出现 ECS，则需要考虑激进的多模式综合治疗。

治疗相关功能损害

头颈部肿瘤因组织学、位置及分期不同，治疗方式也有差异。然而，绝大多数的治疗计划都涉及了化疗、放疗和手术的联合治疗。许多治疗方案包含了手术切除之前的化疗、放疗，这不同于其他部位肿瘤采用的术后放化疗原则。

化疗不良反应

头颈部鳞癌的最常见化疗方案是联合使用顺铂和五氟尿嘧啶。顺铂可以引发疲劳、周围神经病变、肌痛、视力下降、痛风、脱发、肾功能受损、骨髓抑制等，也有罕见的脑卒中和可逆性脑后部白质病变综合征等不良反应的报道。五氟尿嘧啶除了也导致疲劳、骨髓抑制和脱发外，还可以引起大量的急性胃肠道不良反应（恶心、呕吐、腹泻、胃肠黏膜炎），罕见情况下引起心脏毒性和小脑性共济失调。其次，紫衫醇类药物也常被使用，它会引起周围神经病变、关节痛和肌痛。帕博利珠单抗作为一种新型免疫治疗制剂,目前被使用于头颈部肿瘤的治疗中。此药也会引起疲劳感和骨骼肌肉疼痛,在罕见的情况下还会引起周围神经病变,另外,尚有可能引起包括 Stevens-Johnson 综合征和重症肌无力在内的免疫介导综合征。

放射治疗

　　放射治疗可引起照射野的纤维化,如肺纤维化(辐射累及肺时引起)、皮肤、软组织和肌肉的纤维化。纤维化会导致斜颈、张口受限和显著的身体疼痛;引起上下颌、颈、肩部活动异常。治疗措施有关节活动度练习、绑带固定、支具等(图 6.2)。己酮可可碱和维生素 E 在减轻症状方面有一定前景[9]。肉毒毒素注射治疗对某些病例可能会有效[10]。

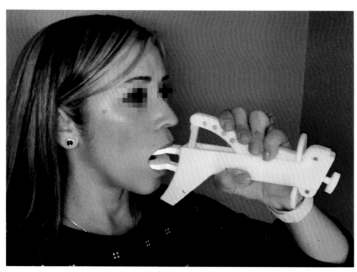

图 6.2　下颌动态支具 PC 阿尔瓦·阿佐拉博士

　　75% 的头颈肿瘤患者会出现吞咽困难,这一症状与放疗密切相关(虽然瘤体负担与切除手术也会有影响)。吞咽障碍可以出现在病程早期,也可以在发病一段时间之后出现。最近的一项研究发现,放疗期间预防性使用加巴喷丁可以显著降低吞咽障碍的发生频率与严重程度[11]。

手术治疗

切除手术会引起明显的功能损害,损害程度取决于手术的位置和范围。鼻咽切除术会引起患者形貌毁损,部分患者会继发抑郁。对于舌癌患者,可施行舌切除术,手术分为前部舌截除术和后部舌截除术,前者会引起明显的口腔期吞咽功能障碍,后者会引起口咽期吞咽功能障碍,两种皆会引起构音障碍。喉切除术除了引起相貌损毁,也会导致失声或发音障碍。发音问题可以通过电子喉或者气管、食管中间假体得以缓解。后者需要通过手术于气管、食管之间造瘘,然后置入一个仅允许气体从气管进入食管的单向通气阀。术后患者经过适当练习,可以学会食管发音。根治性颈淋巴结清扫术或改良根治性颈淋巴结清扫术适用于颈部淋巴结转移的患者。此类手术可能需要切除胸锁乳突肌,并引发身体局部的活动障碍;术中喉返神经损伤或切断会产生严重的吞咽困难或发音困难;[副神经]脊髓根邻近位置部分,受损后会产生斜方肌力弱,进而导致肩胛骨向外下翼状移位,即"翼状肩"。有研究显示,物理治疗早期干预的同时进行电刺激治疗和肩胛骨绑带固定可以改善肩部的活动功能[12]。

社会参与受限

泰勒等研究肿瘤后残疾的影响因素时,发现化疗、颈淋巴结清扫术及疼痛评分是引起残疾率升高的因素,并约有 52% 的诊断前尚在工作中的肿瘤患者可以在治疗后重返工作岗位[13]。另一项针对 65 岁以下头颈部肿瘤患者重返工作岗位状况的研究发现,71% 的术前即有工作的患者在治疗结束后的 6 个月内能够重返工作岗位,研究结果也强调了年龄和受教育程度是能促成返岗的有利影响因素[14]。

病例后续

此患者在手术前接受了言语治疗和物理治疗,即所谓的"预康复治疗",并在整个放疗期间预防性使用加巴喷丁。很不幸,他的喉返神经和

［副神经］脊髓根受损，并产生了吞咽困难、翼状肩和颈部僵硬。他一直坚持配合物理治疗师和言语治疗师的治疗工作，且拥有一个电子喉辅助发音，目前正考虑手术置入气管食管发音管假体。由于相貌的改变导致他出现了社交焦虑，我们给他安排了心理科转诊。他对整个康复团队所作的上述努力深表感谢。

选择题

1. 肿瘤中，头颈部肿瘤占比为多少？
   A. 1%~5%
   B. 5%~10%
   C. 10%~15%
   D. 15%~20%
   E. 20%~25%

2. 下列哪些为头颈部肿瘤致病危险因素？
   A. 吸烟
   B. EB 病毒
   C. HPV
   D. 饮酒
   E. 以上所有

3. 头颈部肿瘤中 ECS 的意义？
   A. 更可能引起听力下降
   B. 提高 5 年生存率
   C. 侵袭性的生物学标志
   D. 不影响预后

4. 治疗头颈肿瘤时，下列哪些化疗药物可引起疲劳感觉、周围神经病、肌肉痛、视力下降和痛风？
   A. 氟尿嘧啶
   B. 顺铂
   C. 帕博利珠单抗
   D. 己酮可可碱

5. 喉切除术后需要哪项支持设备?

    A. 电子喉

    B. 扰频器治疗

    C. 发音管假体

    D. A 和 C

答案

1. B
2. E
3. C
4. B
5. D

参考文献

1. Stubblefield MD. Cancer rehabilitation 2E: principles and practice. New York: Springer Publishing Company; 2018.
2. Siegel RL, Miller KD, Jemal A. Cancer statistics, 2019. CA Cancer J Clin. 2019;69(1):7–34.
3. Stoyanov GS, Kitanova M, Dzhenkov DL, Ghenev P, Sapundzhiev N. Demographics of head and neck cancer patients: a single institution experience. Cureus. 2017;9(7):e1418.
4. Gupta B, Johnson NW, Kumar N. Global epidemiology of head and neck cancers: a continuing challenge. Oncology. 2016;91(1):13–23.
5. Gillison ML, Chaturvedi AK, Anderson WF, Fakhry C. Epidemiology of human papillomavirus–positive head and neck squamous cell carcinoma. J Clin Oncol. 2015;33(29):3235.
6. Lydiatt WM, Patel SG, O'Sullivan B, et al. Head and neck cancers—major changes in the American Joint Committee on Cancer eighth edition cancer staging manual. CA Cancer J Clin. 2017;67(2):122–37.
7. Shen W, Sakamoto N, Yang L. Model to predict cause-specific mortality in patients with head and neck adenoid cystic carcinoma: a competing risk analysis. Ann Surg Oncol. 2017;24(8):2129–36.
8. Chai RL, Rath TJ, Johnson JT, et al. Accuracy of computed tomography in the prediction of extracapsular spread of lymph node

metastases in squamous cell carcinoma of the head and neck. JAMA Otolaryngol Head Neck Surg. 2013;139(11):1187–94.

9. Kaidar-Person O, Marks LB, Jones EL. Pentoxifylline and vitamin E for treatment or prevention of radiation-induced fibrosis in patients with breast cancer. Breast J. 2018;24(5):816–9.

10. Stubblefield MD, Levine A, Custodio CM, Fitzpatrick T. The role of botulinum toxin type A in the radiation fibrosis syndrome: a preliminary report. Arch Phys Med Rehabil. 2008;89(3):417–21.

11. Bar Ad V, Weinstein G, Dutta PR, et al. Gabapentin for the treatment of pain syndrome related to radiation-induced mucositis in patients with head and neck cancer treated with concurrent chemoradiotherapy. Cancer. 2010;116(17):4206–13.

12. McGarvey AC, Hoffman GR, Osmotherly PG, Chiarelli PE. Maximizing shoulder function after accessory nerve injury and neck dissection surgery: a multicenter randomized controlled trial. Head Neck. 2015;37(7):1022–31.

13. Taylor JC, Terrell JE, Ronis DL, et al. Disability in patients with head and neck cancer. Arch Otolaryngol Head Neck Surg. 2004;130(6):764–9.

14. Verdonck-de Leeuw IM, van Bleek W, Leemans CR, de Bree R. Employment and return to work in head and neck cancer survivors. Oral Oncol. 2010;46(1):56–60.

第7章
淋巴、造血及相关组织恶性肿瘤

戴安娜·莫利纳雷斯　萨拉·帕克　埃克塔·古普塔

概述

　　淋巴、造血及相关组织恶性肿瘤也被称为血癌。血癌通常以致命的不受控制的异常血细胞增殖为特点,同时造成正常血细胞的生成减少并导致血液正常功能受损[1]。血液有许多重要的功能,包括运输氧气到重要脏器,处理肝和肾的代谢废物,形成血栓对抗感染,以及调节机体温度。依据美国血液学协会,血液系统恶性肿瘤被分为三种类型:白血病、淋巴瘤和骨髓瘤[2](表7.1)。

表 7.1　造血系统肿瘤分类(WHO 2017 年分类简化版)

髓系肿瘤 来自髓系祖细胞	急性髓细胞白血病(AML)
	骨髓增殖性肿瘤(MPN) (慢性髓系白血病,真性红细胞增多症,原发性血小板增多症,原发性骨髓纤维化,其他)
	骨髓增生异常综合征(MDS)
	骨髓增生异常 / 骨髓增生性肿瘤
淋系肿瘤 来自成熟的 B 细胞或 T 细胞或淋巴系祖细胞	急性淋巴细胞白血病 / 淋巴瘤(ALL)
	慢性淋巴细胞白血病(CLL)
	B 细胞非霍奇金淋巴瘤(NHL) 弥漫性大 B 细胞淋巴瘤、滤泡性淋巴瘤、套细胞淋巴瘤,边缘区淋巴瘤,淋巴浆细胞性淋巴瘤
	霍奇金淋巴瘤(HL)
	成熟 T 细胞和 NK 细胞肿瘤 外周 T 细胞淋巴瘤,间变性大细胞淋巴瘤,成人 T 细胞白血病 / 淋巴瘤,蕈样肉芽肿 /Sézary 综合征,原发性皮肤外周 T 细胞淋巴瘤,其他

续表

组织细胞和树突状细胞肿瘤 来自树突细胞或组织细胞	组织细胞肉瘤,朗格汉斯细胞组织细胞增生症,脂质肉芽肿病,其他
其他	母细胞浆细胞样树突状细胞肿瘤(BPDCN)
	肥大细胞增多症

　　血液是一种体液,主要由血浆(55%)和血细胞(45%)两部分组成[2]。血液干细胞分为髓系和淋系干细胞,然后分化为各自的祖细胞(图 7.1)。

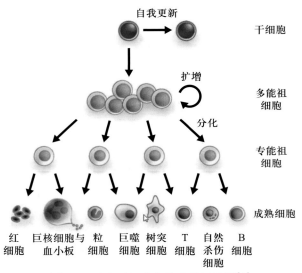

图 7.1　造血干细胞分化成熟树状图[4]

　　髓系干细胞分化为红细胞、血小板和成髓细胞,后者进一步分化为嗜酸性粒细胞、嗜碱性粒细胞和中性粒细胞。淋系干细胞分化为淋巴细胞,然后分化为 B 淋巴细胞(B 细胞)、T 淋巴细胞(T 细胞)和自然杀伤细胞(NK 细胞)。白细胞包括粒细胞、NK 细胞、T 细胞和 B 细胞[3]。当存在感染时,B 细胞转化为浆细胞,后者可以产生抗体。

白血病

　　白血病是由一系异常增殖的血细胞引起的,其命名取决于异常细胞起源于哪个细胞系,例如髓系起源是急性髓系白血病,B 或 T 细胞起源是急性淋巴细胞白血病。在西方国家,慢性淋巴细胞白血病(CLL)是最常见的白血病,大约占美国所有白血病的 30%。同时,急性淋巴细胞白血病(ALL)是儿童最常见的恶性肿瘤,在成人却并不常见[5]。

患者可能会表现为正常血细胞减少(白细胞减少、贫血和血小板减少),因为它们被白血病细胞所取代。肿瘤治疗的目标是减少外周血和骨髓中肿瘤细胞的数量。

淋巴瘤

淋巴瘤是起源于淋巴干细胞的淋巴增生性疾病。通过细胞系分为成熟 B 细胞、T 细胞和自然杀伤细胞三种类型[6],一些没有严格的细胞系对应,如毛细胞白血病;另一些是具有遗传畸变[6]。临床表现通常为无痛性淋巴结肿大、纵隔肿块、发热、盗汗、皮肤瘙痒、体重减轻和疲劳。

骨髓瘤

骨髓瘤是浆细胞增殖性疾病[7]。同浆细胞类似,骨髓瘤细胞同样产生抗体样蛋白质,称为单克隆蛋白或 M 蛋白[3]。然而,与正常抗体不同,M 蛋白是以不受控制的方式产生的,并且不能有效地针对传染源。骨髓瘤细胞在骨髓生成,通过血液流动到多个部位[8]。不受控制增殖的骨髓瘤细胞带来很多损害,包括:正常抗体生成减少,导致易受感染;异常抗体生成增加,导致高黏滞血症和器官损伤,尤其是肾功能不全;骨骼破坏加剧,导致疼痛和骨折[8]。实验室检查通常包括血清游离轻链淀粉蛋白检测、血清蛋白固定电泳(SPEP)和尿蛋白固定电泳(UPEP)、骨髓穿刺和活检,影像学检查包括全身 MRI、CT 平扫或 PET/CT[3]。详见表 7.2。

表 7.2　浆细胞肿瘤的分类和诊断标准[7,9,10]

意义未明的单克隆丙种球蛋白血症(MGUS)	血清单克隆免疫球蛋白<30 g/L;骨髓中克隆浆性细胞<10% 无骨髓瘤界定事件(见下文)

续表

冒烟型骨髓瘤(无症状)	血清单克隆免疫球蛋白≥30 g/L 或尿单克隆蛋白≥500 mg/24 h 和/或骨髓克隆性浆细胞 10%~59%;无骨髓瘤界定事件(见下文)或淀粉样变
多发性骨髓瘤(症状型)	骨髓单克隆浆细胞比例≥10% 或活检证实为骨性或髓外浆细胞瘤,且≥1 个骨髓瘤定义标准: I 终末器官损害表现(CRAB) II 以下任一生物标志物:骨髓单克隆浆细胞百分比≥60%,MRI 检查超过 1 处局灶性病变,受累/非受累血清游离轻链比≥100
孤立性浆细胞瘤	活检证实为骨或软组织的孤立性病变,骨髓无克隆浆细胞证据,无骨髓瘤界定事件(见上文)
POEMS 综合征	以多发性神经病、器官肿大、内分泌疾病、单克隆丙种球蛋白病和皮肤改变为特征的副肿瘤性疾病
系统轻链型淀粉样变	存在器官的淀粉样蛋白相关损伤(如肾、肝、心脏、胃肠道、周围神经);任何组织中刚果红染色阳性;用质谱或免疫电镜证实淀粉样轻链沉积;单克隆浆细胞疾病的证据

备注:MGUS:意义未明的单克隆丙种球蛋白血症;CRAB:高钙血症,肾功能不全,贫血,溶骨性骨病变。

造血干细胞移植患者的运动

虽然需要更多的研究来确定伴有造血系统疾病相关疲劳症状的患者适用的运动强度及类型,但运动被认为可以改善疲劳、情绪、睡眠和自理能力[16-18]。基于肿瘤相关疲劳治疗的一些运动能使患者获益,原因可能和感染的减轻相关[16,19]。对于接受移植需要达到的最低功能水平的患者来说,运动尤为重要。详见表 7.3。在这些情况下,通过锻炼来对抗肿瘤的影响或治疗可以被认为是移植手术前的康复训练(关于预康复的定义见第 1 章)。

表 7.3 损害和治疗处方建议[5,11-15]

损害		治疗处方建议
诊断	疲劳 血小板减少 瘀血或出血 频繁感染 肾功能不全 骨痛和骨折(椎体、肋骨、颅骨、肩部、髋部)[3] 贫血 淋巴水肿 恶病质 高白细胞血症(白细胞或白细胞计数 $>100 \times 10^9$/L)	**血小板减少** $>20 \times 10^9$ **血小板** /L: 无限制 $10 \times 10^9 \sim 20 \times 10^9$/L: 不进行抗阻练习,跌倒预防措施 $5 \times 10^9 \sim 9.999 \times 10^9$/L: 不进行抗阻练习,床 / 椅运动 $<5 \times 10^9$/L: 与肿瘤团队讨论或考虑推迟治疗[11] **贫血** <8 g/dL(**严重贫血**): 紧密监测症状和干预生命体征[5,12] 根据病理性骨折风险(Mirels' 标准与脊柱肿瘤稳定性评分(SINS))[12]调整康复计划
治疗	**放射治疗** **治疗因病理性骨折引起的局部骨痛、孤立性浆细胞瘤,或针对特异性淋巴瘤**	局部皮肤反应 局部脱发 疲劳 恶心 腹泻 伴有潜在关节活动度(ROM)减少的局部组织纤维化	疲劳和贫血会降低运动耐力 保护皮肤破损部位防止感染 监测之前有胸部放疗患者的心肺功能[13]
	手术 **修复骨折或切除孤立性浆细胞瘤**	**手术相关损害** 负重限制 水肿 **功能衰退 / 虚弱** 感觉变化 瘢痕 疼痛	手术相关 鼓励尽早活动[12] 有助于组织愈合的活动限制护理计划

续表

	损害		治疗处方建议
治疗	化疗/靶向治疗作为多数患者的一线治疗方式,包含使用免疫调节药物及单克隆抗体在内药物的系统治疗	治疗相关损害 恶心 腹泻或便秘 瘀血 发热和感染 血栓 神经病变 皮疹 肌痛 脱发 口腔溃疡 恶病质	药物相关 对正在使用的药物潜在不良反应的认识 对化疗导致血细胞减少的认识(参见中性粒细胞减少症,见下文) 免疫功能低下患者感染屏障功能下降的认识 对治疗相关胃肠道反应与感染的鉴别 营养的重要性 节能运动
	激素 可以单用也可以和化疗/免疫治疗合用来控制炎症反应	食欲增加 体重增加 失眠 水肿 消化不良 易怒 精神症状 感染风险增加 伤口延迟愈合 骨折 肌病(近端)	负重锻炼可能会预防骨质疏松和骨折[14] 防止跌倒的教育和防止骨折的安全措施 血糖控制 胃肠道溃疡的预防 肌病,见下文
	干细胞移植自体或异基因移植;适用于活动性血液系统恶性肿瘤接受系统治疗后达到完全缓解或未缓解的患者	疲劳 感染 出血 口腔溃疡 功能衰退 重症肌病/多发性神经病 移植物抗宿主病(皮肤、肠道、肌肉、关节、眼或肝)	免疫抑制 $>11 \times 10^9$ 个细胞/L 或 $<4 \times 10^9$ 个细胞/L:基于症状的治疗,监测体温 $<1.5 \times 10^9$ 中性粒细胞/L(中性粒细胞减少症): 基于指南的中性粒细胞减少的预防 　中性粒细胞减少不是康复的禁忌症[12] 　免疫功能低下患者的抗生素、抗真菌药物和抗病毒药物预防 　免疫抑制患者应避免去公共健身房和游泳池[5],勿食用不新鲜的水果或蔬菜 血小板减少和贫血,见上文

续表

损害	治疗处方建议
需要免疫抑制或类固醇治疗的 GVHD 可导致： 　负重或关节活动度限制 　营养不良 　虚弱 　肌肉减少症 　衰弱 　视力改变 神经病变 　本体感觉和平衡下降 　跌倒风险增加	**硬化性皮肤挛缩** 挛缩预防：ROM 练习 – 夹板固定 **肌病** 预防跌倒及针对近端肌肉增强肌力 肌肉无力，使用支具 代偿装置 **周围神经病变** 肌肉无力，使用支具 伤口预防 药物治疗 **功能衰退** 运动计划[15] 营养建议侧重于确保蛋白质摄入

（左侧纵列标注：生存率）

临床病例

患者,81 岁,男性,自 66 岁始诊断有意义未明的单克隆丙种球蛋白血症(MGUS),随诊观察 2 年直到进展为多发性骨髓瘤(MM)。患者接受了颅骨和股骨的放疗,然后给予沙利度胺联合地塞米松的治疗,后续又完成了自体干细胞移植,且没有持续的功能损害。71 岁时因为疾病进展发生长度依赖性多神经病变不良反应而停用沙利度胺,且因为脚部感觉减退和麻木而需要使用助行器。尽管如此,患者仍然全职工作并经常需要乘坐飞机。80 岁时,患者突发双腿无力和尿失禁。胸部 T_9 肿物导致 Bilsky 3 级脊髓压迫,活检证实为浆细胞肿瘤。患者还发现有肺栓塞,需要抗凝治疗。因其为手术禁忌患者,接受了 13 次调强放疗(IMRT)。在放射治疗期间,患者被转到急性住院康复中心接受脊髓损伤后遗症的治疗,但因并发真菌性肺炎而中断;其后入住急性肿瘤相关护理机构,直到患者每天能耐受 3 h 活动后出院。

在患者脊髓受压 2 个月后,接受了后路 T_{8-11} 节段内固定及融合术,以便稳定脊柱。4 天后,患者回到急性住院康复中心。当时,患者的肠道、膀胱功能及下肢远端力量已完全恢复,但仍有轻度对称性近端无力,可能是类固醇肌病。长度依赖性多神经病变症状仍持续稳定,患者继续接受 1 周的急性住院康复治疗。出院时,患者已可以在助行器辅助下独立行走,日常生活活动可以独立进行。

选择题

1. 多发性骨髓瘤的后遗症是什么,对于这类人群进行康复计划时应关注的 "CRAB" 是什么的缩写?
   A. 肿瘤相关疲劳、贫血、背痛
   B. 高钙血症、肾衰竭、躁动、背痛
   C. 高钙血症、肾衰竭、贫血、骨损伤
   D. 结肠裂、肾衰竭、躁动、骨损伤

2. 淋巴瘤的临床表现可以为以下哪种?
   A. 无痛性肿大淋巴结
   B. 纵隔肿块
   C. 无法解释的体重减轻
   D. 上述所有事项

3. 淋巴瘤患者接受干细胞移植,当治疗师询问你的患者血小板为 12,000/μL 时可以进行哪些活动时,你的回答是:
   A. 可以进行任何可以耐受的运动
   B. 可以进行任何有氧运动,但不能进行抗阻练习
   C. 只能进行床 / 椅练习,不能进行抗阻练习

4. 以下哪种治疗方法可以改善疲劳、情绪、睡眠和改善功能:
   A. 哌醋甲酯
   B. 曲唑酮
   C. 运动
   D. 金刚烷胺

5. 以下哪项不是物理治疗或作业治疗的禁忌症?
   A. 40,000/μL 的血小板
   B. 白细胞计数为 2,000/μL
   C. 血红蛋白为 6.5 g/dL
   D. 髋部溶骨性病变

答案

1. C

2. D

3. B

4. C

5. A

参考文献

1. Hematology ASo. Blood cancers 2019.

2. Hematology ASo. Blood basics 2019.

3. National Comprehensive Cancer Network. Multiple myeloma. Fort Washington: National Comprehensive Cancer Network; 2017.

4. Kursad Turksen PD, editor. Hematopoietic stem cell biology. New York: Humana Press; 2010.

5. Stubblefield MD. Cancer rehabilitation 2E: principles and practice. New York: Springer Publishing Company; 2018.

6. Jaffe ES. Diagnosis and classification of lymphoma: impact of technical advances. Semin Hematol. 2019;56(1):30–6.

7. Rajkumar SV, Dimopoulos MA, Palumbo A, Blade J, Merlini G, Mateos MV, et al. International Myeloma Working Group updated criteria for the diagnosis of multiple myeloma. Lancet Oncol. 2014;15(12):e538–48.

8. Hematology ASo. Myeloma: American Society of Hematology. 2019.

9. Dispenzieri A. POEMS syndrome: 2011 update on diagnosis, risk-stratification, and management. Am J Hematol. 2011;86(7):591–601.

10. Fernandez de Larrea C, Verga L, Morbini P, Klersy C, Lavatelli F, Foli A, et al. A practical approach to the diagnosis of systemic amyloidoses. Blood. 2015;125(14):2239–44.

11. Fu JB, Tennison JM, Rutzen-Lopez IM, Silver JK, Morishita S, Dibaj SS, et al. Bleeding frequency and characteristics among hematologic malignancy inpatient rehabilitation patients with severe thrombocytopenia. Support Care Cancer. 2018;26(9):3135–41.

12. Sebio Garcia R, Yanez Brage MI, Gimenez Moolhuyzen E, Granger CL, Denehy L. Functional and postoperative outcomes after preoperative exercise training in patients with lung can-

cer: a systematic review and meta-analysis. Interact Cardiovasc Thorac Surg. 2016;23(3):486–97.

13. Bovelli D, Plataniotis G, Roila F, ESMO Guidelines Working Group. Cardiotoxicity of chemotherapeutic agents and radiotherapy-related heart disease: ESMO Clinical Practice Guidelines. AnnOncol. 2010;21(Suppl 5):v277–82.

14. Daly RM. Exercise and nutritional approaches to prevent frail bones, falls and fractures: an update. Climacteric. 2017;20(2):119–24.

15. Smith SR, Haig AJ, Couriel DR. Musculoskeletal, neurologic, and cardiopulmonary aspects of physical rehabilitation in patients with chronic graft-versus-host disease. Biol Blood Marrow Transplant. 2015;21(5):799–808.

16. Steinberg A, Asher A, Bailey C, Fu JB. The role of physical rehabilitation in stem cell transplantation patients. Support Care Cancer. 2015;23(8):2447–60.

17. Wiskemann J, Huber G. Physical exercise as adjuvant therapy for patients undergoing hematopoietic stem cell transplantation. Bone Marrow Transplant. 2008;41(4):321–9.

18. Baumann FT, Kraut L, Schule K, Bloch W, Fauser AA. A controlled randomized study examining the effects of exercise therapy on patients undergoing haematopoietic stem cell transplantation. Bone Marrow Transplant. 2010;45(2):355–62.

19. Gleeson M, Bishop NC, Stensel DJ, Lindley MR, Mastana SS, Nimmo MA. The anti-inflammatory effects of exercise: mechanisms and implications for the prevention and treatment of disease. Nat Rev Immunol. 2011;11(9):607–15.

第 8 章
骨和软组织肿瘤

马修·马斯特   约翰·哈斯科尔

J. 马斯特（通讯作者），美国马萨诸塞州，伍斯特，马萨诸塞大学纪念医疗中心

约翰·哈斯科尔，美国马萨诸塞州，伍斯特，马萨诸塞大学医学院

概述

骨和软组织肿瘤可能是最影响患者肢体功能的肿瘤。骨科肿瘤通常需要外科手术治疗，而手术会显著改变肢体状态。因此，在骨肿瘤的患者群体中，通常需要采取多学科联合的强化康复方案。

诊断和治疗原则

骨和软组织肿瘤的治疗方案通常取决于病理组织学诊断。肌肉骨骼活检的目标是获得足够多的标本，以便于病理诊断。同时，要将活检可能引起的肿瘤污染降至最低。目前常用的是经皮活检方法，如细针穿刺活检，优点是可以提供典型的肿瘤细胞结构，有利于诊断。另外获取病变组织的方法还有，切开活检（小切口获取肿瘤组织）或切除活检（较大的切口，目标是去除肉眼可见的肿块）。

建议将活检切口选在拟最终切除的区域。附肢肌肉骨骼系统具有组织分隔的特性，使肌群能够分开，肌群及其筋膜的分隔能够防止肿瘤污染周围组织和神经血管等结构。但是一旦发生活检通道血肿或与之相关的血肿，应认为发生了肿瘤细胞污染。因此，肿瘤活检应始终在有肿瘤的间室内进行，以避免污染周围正常组织。

肿瘤的切除主要有四种方式，最初是由恩内金提出[1]。病灶内切除术是经瘤切除一部分瘤体，还残留肉眼可见的肿瘤组织。肿瘤边缘性切

除术,切除范围在肿瘤与周围反应带之间。广泛切除术则将肿块周围的切缘延伸到正常组织中,但仍在间室内。根治性切除术是将整个肿瘤连同周围间室整块切除。显然,切除边界不仅显著影响肿瘤的局部复发率,还会影响患者的术后恢复和康复。

保肢与截肢

骨骼肌肉肿瘤手术的主要目标是获得充分的阴性切除边界,以降低局部复发和/或远处扩散的风险。次要目标包括尽可能保留患者的肢体功能和美观。影像学检查至关重要,有助于制定合适的手术切除策略;术后组织学检查用于最终确认肿瘤是否已经彻底切除。

长管状骨肿瘤的保肢选择有很多。位于骨干或干骺端的肿瘤可以整体切除并用内植入假体联合同种异体骨、自体骨进行重建。内植物的改进优化了肢体重建方法,如半定制假体填充缺损并提供连接,保证关节的功能。术中在影像引导下,机器人辅助和患者个体化的导向器可确保精准的切除范围。此外,通过术前成像来制定手术计划,可尽可能地减少对正常组织的破坏。

保肢的禁忌证包括,由于肿瘤受累而无法保留关键的神经血管结构,否则会导致功能障碍或肢体残疾。保肢的相对禁忌证是,肿瘤严重侵袭了关节。既往认为,由于还有身体生长的问题,青少年患者的肢体肿瘤被视为保肢的禁忌证。目前,解决这个问题的方法是使用可延长的内植入假体,可以满足肿瘤切除后肢体的持续生长需要。

当转移性肿瘤、淋巴瘤或多发性骨髓瘤导致受累肢体严重的局部疼痛,而手术后内固定重建难以支撑时,在化疗和放疗期间,采用经皮骨水泥成形术可显著缓解疼痛。骨水泥成形术是将骨水泥注入溶骨性病变区域,减轻疼痛。该治疗适用于骨骼负重区的溶骨性破坏引起的疼痛,如脊柱、骶骨、髋臼和骨盆等部位[2]。

当保肢无法保证充分的手术边界或肢体功能时,可能需要截肢。截肢时尽可能在肢体最远端水平截肢,同时还要确保完全切除恶性肿瘤组织。表 8.1 显示了与基准相比的不同截肢水平的能量消耗[3]。虽然这些数据大部分来自创伤性或血管性截肢者,但仍然是有参考价值的。

表 8.1　下肢截肢者高于基线水平的能量消耗

截肢方式	高于基线的能量消耗比值
胫骨远端水平	10
Syme 截肢术	15
胫骨近端水平	40
双侧经胫骨截肢	40
经股骨截肢	65

目前使用的内植入假体品种繁多。为了选择合适的假体,美国医疗保险和医疗补助服务中心(Medicare and Medicaid Services,CMS)开发了一个评分系统来评估下肢截肢患者的康复潜力。这些 K 值由治疗医师评估确定,并根据肢体功能来确定能报销的假体类型。表 8.2 显示 CMS 开发的 K 值评分标准[4]。

表 8.2　下肢假体功能水平(K 值)

K 值	描述
0	患者没有活动能力或者在协助下也无法正常行走或移动,并且假体不能提高其生活质量或活动能力
1	患者有能力或在佩戴假肢后在无障碍路面上以固定的节奏移动或行走。通常可有限或不受限地居家步行
2	具有步行的能力或潜力,能够穿越低水平的环境障碍,如路缘、楼梯或凹凸不平的路面。通常可有有限的社区步行
3	患者能或有潜力改变行走节奏。通常可在社区步行,能穿越大多数环境中的障碍;除了简单的步行,佩戴假肢还可进行职业、治疗和锻炼活动
4	患者能或有潜力使用假肢步行,超过基本的步行技能,能耐受较高的冲击力、压力或能量水平。通常为儿童、运动量较大的成年人或运动员特有的假肢需求

骨、软骨和软组织肿瘤

骨的原发性恶性肿瘤相对少见。在 40 岁以上患者中发现中轴骨或附肢带骨肿瘤时,多是其他肿瘤的远处转移,或者是淋巴瘤或多发性骨髓瘤。

转移性骨肿瘤

转移性骨肿瘤的治疗和预后取决于原发肿瘤的病理性质。骨是继淋巴结、肺和肝之后发生肿瘤转移的第四常见部位[5]。骨的转移性肿瘤通常表现为与长骨负重相关的慢性疼痛。其他代谢异常,如高钙血症可能是骨转移的第一个征象。高龄是转移性骨肿瘤的一个危险因素。患者可能有或没有相关的原发性恶性肿瘤病史,即使是恶性肿瘤的患者,也可以通过活检来排除原发性骨肿瘤[6]。

发生骨转移最常见的原发性肿瘤是乳腺癌、肺癌、甲状腺癌、肾癌、前列腺癌和黑色素瘤。造血系统恶性肿瘤中,多发性骨髓瘤是导致多发骨转移的典型例子。放疗是骨转移的主要或辅助治疗方法。表 8.3 显示了常见转移性骨肿瘤的典型表现、存活率和放疗敏感性。

表 8.3　常见骨转移瘤的特征

原发肿瘤部位	典型影像学表现	5 年生存期 / 远处转移	放疗敏感性
乳腺	混合性	23.8	+++
肺	溶骨性	3.7	++
甲状腺	溶骨性	53.7	++
肾	溶骨性	11.6	—
前列腺	成骨性	27.8	+++
黑色素瘤	溶骨性	15.1	++

转移性骨肿瘤的手术治疗是为了治疗或预防肿瘤导致的骨折,保障肿瘤患者的活动能力。例如,超过 50% 的皮质破坏、直径大于 2.5 cm 的股骨病变、小转子的撕脱性骨折或放疗后 4 周髋关节持续性疼痛,提示即将发生骨折或需要手术干预[7]。每个病例都需要单独评估发生病理性骨折的可能性,肿瘤相关的评分系统确实有助于评估发生病理性骨折的风险。表 8.4 显示 Mirels 开发的用于预测转移性骨肿瘤发生骨折风险的评分系统[8]。显然,骨转移肿瘤体积越大,骨肿瘤骨质破坏相关的疼痛越重,越容易发生骨折,因此需要预防性治疗。与病理性骨折的治疗相比,预防性治疗是首选,因为能够降低死亡率,减少手术时间和失血,减少术后阿片类药物用量,改善术后康复效果,以及能够更快地回归家庭和社会。

表 8.4　预测病理性骨折的 Mirels 评分

分值	部位	影像学表现	大小(占骨宽的比例)	疼痛程度
1	上肢	成骨性	<1/3	轻度
2	下肢	混合性	1/3 至 2/3	中度
3	股骨粗隆	溶骨性	>2/3	功能性

备注：如果评分 ≥ 9，建议进行手术治疗；如果分值 =8，则需要权衡考虑。

在确定干预措施时，必须考虑骨肿瘤侵犯区域的机械载荷。股骨近端是连续轴向和扭转应力功能失效最常见的部位。股骨转移瘤发生骨折占所有需要手术的骨转移瘤的 65%。病理性骨折涉及股骨头或股骨颈时，首选的治疗方法是肿瘤骨切除后关节置换。尽管肱骨不是"承重骨"，但由于肌肉的旋转力，很容易发生骨折。什么情况下选择髓内钉，取决于原发肿瘤的预后，因为术后较长的存活时间是远期内植入失败最重要的危险因素。

当患者存在与活动相关的机械疼痛和放射性损害时，建议患者使用辅助工具。根据患者的功能状态和合并症，可以选择拐杖、助行器辅助，使承重肢体得到保护直到骨愈合。

原发性骨和软组织肿瘤

原发性骨和软组织肿瘤较转移性骨肿瘤少见。表 8.5 介绍了常见原发性骨和软组织恶性肿瘤的特征，包括部位特征、年龄分布、转移潜能、存活状态和治疗选择。

表 8.5　原发性骨和软组织恶性肿瘤[9-15]

肿瘤	部位	年龄段 / 岁	转移潜能	存活状态	治疗
尤因肉瘤	长骨骨干	5~25	肺是最常见的部位	5 年存活率局灶性 70%转移 30%	新辅助化疗 – 手术切除 – 辅助化疗 ± 放疗
骨肉瘤	长骨干骺端（最常见的股骨远端）	10~14；>60	肺是最常见的部位	5 年存活率局灶性 60%~78%转移 20%~30%	新辅助化疗 – 手术切除 – 辅助化疗

续表

肿瘤	部位	年龄段/岁	转移潜能	存活状态	治疗
软骨肉瘤	骨盆,肱骨近端,股骨近端/远端	>40	恶性度越高=转移潜力越大	10年存活率传统Ⅰ级83%去分化的28%	只能手术(对化疗/放疗无反应)

除了恶性骨肿瘤外,还有一些良性骨肿瘤,具有局部侵袭性,甚至可能远处转移[16]。骨巨细胞瘤通常发生在长骨干骺端,局部骨质破坏,表现为溶骨性改变,多见于关节周围(特别是膝关节)[17]。骨巨细胞瘤也可以转移到肺部,因此必须进行肺部检查。治疗主要是病灶内刮除或者切除包含肿瘤的骨组织。通常,术后的辅助治疗有助于彻底杀灭肿瘤组织并降低复发风险,辅助治疗包括液氮、苯酚或氩气束浸泡肿瘤切除后的空腔。而骨巨细胞瘤刮除后的缺损,一般需要行同种异体骨移植/自体骨移植或骨水泥填充。由于肢体承重功能下降,这一类肿瘤术后的康复治疗按照骨折术后康复处理。其中,术后康复最需要关注的是维持关节活动度(包括主动和被动活动度)。对于一些特殊部位的骨巨细胞瘤,无法实施彻底切除时,常规使用地舒单抗(针对RANKL的单克隆抗体)治疗[18]。

就某种程度而言,骨肿瘤的预后取决于肿瘤的组织学分级。美国放射学会推荐的随访计划是,术后的前5年,每3~6个月随访一次,之后的5年,每6~12个月随访一次[19]。随访需要的检查包括肿瘤原发部位的MRI和肺部CT等。

放疗

无论什么类型的骨转移瘤,通常都需要放疗以减轻骨痛。放疗可以单独使用或与手术和/或化疗联合应用。放疗类型包括外照射放疗、立体定向放疗和近距离放疗等。放疗方法的不良反应与组织暴露的差异有关。放疗的早期不良反应包括软组织水肿、皮肤过敏反应、恶心、疲劳和白细胞降低等[20]。还可能导致腹泻和不孕症(如果骨盆或腹部在放疗区域内)。远期不良反应包括放疗后癌变、骨折和组织纤维化,这些可能影响到神经和/或肌肉,导致肢体无力和关节强直[21](见放射性纤维化章节)。

双膦酸盐和地舒单抗能减少骨肿瘤患者的并发症,缓解症状,改善生活质量。唑来膦酸(ZA)是预防复发最有效的双膦酸盐类药物。在骨实体瘤的预防中,地舒单抗比唑来膦酸更有效。处于生育年龄的女性慎用双膦酸盐,因为这些药物可以通过胎盘屏障。但是,不同病理类型和分期的肿瘤的治疗差异很大,所以原发部位肿瘤的治疗至关重要。

根据治疗适应证和分析利弊,多发性骨髓瘤多采用骨髓移植(HCT)和 /或化疗进行治疗[22]。虽然地塞米松会导致骨质疏松,产生不利影响,但是可作为不适合骨髓移植或远处转移的骨髓瘤患者进行放疗的辅助治疗。

病例

患者,女性,16 岁,左膝疼痛 2 月。儿科医生行膝关节 X 线检查,显示股骨干骺端有骨质破坏病变,MRI 和肿瘤学检查证实为骨肿瘤(图 8.1)。通过切开活检,确诊为骨肉瘤。由于骨肉瘤为恶性肿瘤,需要进行保肢手术。采用新辅助化疗后,该患者接受了肿瘤切除、股骨远端关节置换术(图 8.2)。术后 3 年随访未见肿瘤复发。

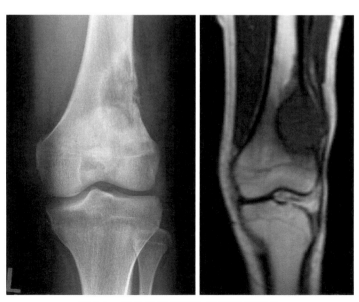

图 8.1　股骨远端病变的 X 线和 MRI 片

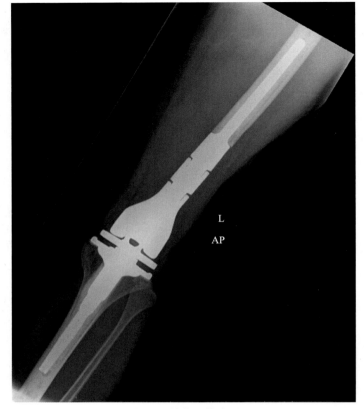

图 8.2　关节置换术后

总结

　　骨骼肌肉肿瘤可见于各个年龄组,人体所有骨组织都可发生。了解这些肿瘤的治疗方法有助于制定全面的康复计划。所幸康复技术的进步改善了这些患者的生存期和肢体功能。

选择题

1. 患者,男性,40 岁,诊断为前列腺癌骨转移,典型的表现是什么?
   A. 成骨性改变 　　　　　　　　　B. 溶骨性改变

C. 混合性　　　　　　　　　　D. A 和 B

2. 与基线相比,以下哪种截肢水平的能量消耗最大?

　　A. 双侧膝下胫骨近端截肢　　　B. Syme 截肢术

　　C. 膝上截肢　　　　　　　　　D. 双侧膝下截肢

3. 除了以下哪个肿瘤外,其他肿瘤都是对放疗敏感的?

　　A. 乳腺癌　　　　　　　　　　B. 软骨肉瘤

　　C. 前列腺癌　　　　　　　　　D. 尤因肉瘤

4. 患者,女性,74 岁,肺癌病史。主诉:行走和髋关节运动后右下肢疼痛,右腿无法负重。影像学检查显示:股骨近端有溶解性骨破坏,破坏范围达 50%。基于 Mirels 评分系统,她的评分和推荐治疗方法是?

　　A. 6 分,预防性手术　　　　　B. 6 分,非手术治疗

　　C. 7 分,非手术治疗　　　　　D. 10 分,预防性手术

5. 患者,男性,80 岁,发现股骨溶骨性破坏病变,拟行活检,既往无恶性肿瘤病史。患哪种肿瘤最有可能?

　　A. 软骨肉瘤　　　　　　　　　B. 骨肉瘤

　　C. 转移性骨肿瘤　　　　　　　D. 骨巨细胞瘤

答案

1. A
2. D
3. B
4. D　下肢 2 分 + 溶骨性破坏 3 分 + 破坏达一半 2 分 + 功能性疼痛 3 分
5. C

参考文献

1. Enneking WF. Musculoskeletal tumor surgery. New York: Churchill Livingstone; 1983.
2. Katsanos K, Sabharwal T, Adam A. Percutaneous cementoplasty. Semin Intervent Radiol. 2010;27(2):137–47.
3. Waters RL, Perry J, Antonelli D, Hislop H. Energy cost of walk-

ing of amputees: the influence of level of amputation. J Bone Joint Surg Am. 1976;58(1):42–6.

4. Local Coverage Determination (LCD): Lower Limb Prostheses (L33787). Centers for Medicare and Medicaid Services.

5. Mundy GR. Metastasis to bone: causes, consequences and therapeutic opportunities. Nat Rev Cancer. 2002;2(8):584–93.

6. Quinn RH, Randall RL, Benevenia J, Berven SH, Raskin KA. Contemporary management of metastatic bone disease: tips and tools of the trade for general practitioners. J Bone Joint Surg Am. 2013;95(20):1887–95.

7. Greenspan A, Jundt G, Remagen W. Differential diagnosis in orthopaedic oncology. Philadelphia: Lippincott Williams & Wilkins; 2007.

8. Mirels H. Metastatic disease in long bones. A proposed scoring system for diagnosing impending pathologic fractures. Clin Orthop Relat Res. 1989;249:256–64.

9. Durfee RA, Mohammed M, Luu HH. Review of osteosarcoma and current management. Rheumatol Ther. 2016;3(2):221–43. Epub 2016 Oct 19.

10. Ozaki T. Diagnosis and treatment of Ewing sarcoma of the bone: a review article. J Orthop Sci. 2015;20(2):250–63.

11. Kridis WB, Toumi N, Chaari H, et al. A review of Ewing sarcoma treatment: is it still a subject of debate? Rev Recent Clin Trials. 2017;12(1):19–23.

12. Nassif NA, Tseng W, Borges C, Chen P, Eisenberg B. Recent advances in the management of liposarcoma. F1000Res. 2016;5:2907.

13. Gelderblom H, Hogendoorn PC, Dijkstra SD, et al. The clinical approach towards chondrosarcoma. Oncologist. 2008;13(3):320–9.

14. Egas-bejar D, Huh WW. Rhabdomyosarcoma in adolescent and young adult patients: current perspectives. Adolesc Health Med Ther. 2014;5:115–25.

15. Stacchiotti S, Van Tine BA. Synovial sarcoma: current concepts and future perspectives. J Clin Oncol. 2018;36(2):180–7.

16. Hakim DN, Pelly T, Kulendran M, Caris JA. Benign tumours of the bone: a review. J Bone Oncol. 2015;4(2):37–41.

17. Sobti A, Agrawal P, Agarwala S, Agarwal M. Giant cell tumor of bone – an overview. Arch Bone Joint Surg. 2016;4(1):2–9.

18. Xu SF, Adams B, Yu XC, Xu M. Denosumab and giant cell tumour of bone-a review and future management considerations. Curr Oncol. 2013;20(5):e442–7.

19. Roberts CC, et al. ACR appropriateness criteria on metastatic bone disease. J Am College Radiol. 2010;7(6):400–9.

20. Mitin T, Loeffler JS, Vora SR. Radiation therapy techniques in cancer treatment. Last updated 1 Aug 2017.

21. Rajkumar SV, Kyle RA, Connor RF. Overview of the management

of multiple myeloma. Last updated 19 July 2018.

22. Stubblefield MD. Neuromuscular complications of radiation therapy. Muscle Nerve. 2017;56(6):1031–40.

第9章
呼吸及胸内器官肿瘤

查尔斯·米歇尔　维什瓦·拉　特伦斯·普格

概述

　　肺癌是美国最常见的肿瘤之一。虽然肺癌存在多种不同的病理类型，但是各种病理类型都与重要的医学合并症密切相关，并产生功能性影响。这一章节旨在介绍肺癌最常见的诊断、治疗及康复干预时机。

病理

　　根据美国癌症协会的监测研究，2018年肺癌和支气管癌的新发病例估计达234,030例。在美国，肺癌诊断的中位年龄是70岁[1]。可能由于与吸烟有关的心肺重叠症状（如咳嗽或呼吸困难）常延迟出现，诊断出肺癌时通常已较晚期。此外，因存在与吸烟相关合并症（如FEV1<40%[2]），几乎40%的早期肺癌患者不适合手术治疗。肺癌的高危人群为：有吸烟史和二手烟接触史；有职业暴露史，例如石棉、铍、铀或氡等。对高风险人群使用低剂量胸部CT筛查可使其死亡率降低20%[3]。

　　在美国，小细胞肺癌（small cell lung cancer，SCLC）约占全部肺癌的13%，且与吸烟密切相关。即使在未发生纵隔淋巴结转移的情况下，SCLC患者也极少有外科手术机会。由于颅脑转移风险高，预防性头颅放疗可部分提高患者的5年生存率[4]。对于早期SCLC，胸部联合放化疗可使约30%的患者获得治愈[5]。然而，约2/3的SCLC患者诊断时已处于晚期，只能进行姑息治疗。以铂类为基础的化疗，初始反应率接近70%，但复发率较高，中位复发时间4~5个月。肿瘤复发时间大于3个月的患者被认为是"敏感的"，此时进行挽救性治疗，可提高患者的无进展生存期

（progression-free survival，PFS）。例如，拓扑替康的有效率为 20%。它是为数不多的临床获益药物之一，但，不能提高总体生存率[6]。晚期 SCLC 患者，在进行治疗的情况下，其中位生存期小于 1 年，而不治疗的中位生存期小于 2 个月[7]。

非小细胞肺癌（non-small cell lung cancers，NSCLC）包括腺癌、鳞癌和大细胞癌。腺癌是最常见的病理亚型，约占全部病例的 40%。腺癌通常为周围型肺癌，常导致淋巴结和脑组织的远处转移。不吸烟者患肺癌的最常见类型为腺癌。鳞癌常为中央型肺癌，可伴有高钙血症。患者通常有吸烟史，但由于戒烟运动，美国的发病率正在下降[8]。大细胞癌占非小细胞肺癌的比例 <5%，也与患者的吸烟史密切相关[9]。由于其较强的侵袭性，即使在早期，大细胞癌的预后也不理想。

非小细胞肺癌一般按分期进行分类治疗。早期诊断的非小细胞肺癌，手术切除或适时选择进行立体定向放射治疗是可治愈的。局限性肺癌可通过肺叶切除术、全肺切除术或袖状切除术切除肿瘤和支气管[10]。非小细胞肺癌患者的整体 5 年生存率低于 20%。由于较高的转移风险，手术切除后的 Ⅱ 期和 Ⅲ 期肺癌患者推荐使用辅助化疗[11,12]。Ⅳ 期的非小细胞肺癌患者采用姑息治疗。对超过 Ⅲ 期的肺癌患者进行手术切除是有争议的，但对于 Ⅲ 期的肿瘤，放疗被认为是有效的；对于 Ⅳ 期的肺癌患者，可进行姑息性放疗。在晚期非小细胞肺癌中，全身化疗可以改善生活质量并一定程度上提高患者生存率。标准化疗方案通常以铂类为基础，总体有效率约为 20%，中位生存期约为 9 个月[13,14]。放射治疗可用于缓解肿瘤转移所引起的症状，如骨损伤引起的疼痛、脑损伤引起的神经功能障碍或因支气管或上腔静脉损伤引起的阻塞性肺疾病。

间皮瘤很少见，美国每年的发病率不到 3,000 例[15]。间皮瘤通常发生在胸膜，但也可发生在心包或腹膜。间皮瘤的主要危险因素是石棉暴露，在肿瘤发病前可有 40 年的潜伏期[16]。间皮瘤诊断时的中位年龄为 63 岁，Ⅰ – Ⅳ 期的中位生存期为 21 个月至 12 个月[17]。临床症状包括：胸腔积液引起的呼吸困难或肿瘤侵犯胸膜引起的疼痛。胸腔积液检查、穿刺活检和胸腔镜活检在间皮瘤的诊断阳性率分别为 60%、86% 和 98%[18]。间皮瘤通过腹盆部 CT 以及 PET-CT 检查进行分期。大多数患者诊断时为晚期，但若早期诊断，患者可以接受多模式治疗。仅手术治疗的患者中位生存期为 11 个月；手术、化疗或放疗后患者的中位生存期可增加至 20 个月。

常见损害

- 疼痛
- 呼吸困难
- 疲劳
- 认知能力损害
- 嗜睡
- 影响生活质量
- 合并 COPD
- 放射性纤维化
- 化疗后周围神经病变

接受过肺癌治疗的患者，在急性期会诊、住院康复入院或门诊预约时，由康复医师评估期间可能会表现的各种损害。需要考虑的与诊断相关的常见内容包括：肺炎的抗生素治疗、胸腔积液治疗后的吸氧需求、骨转移引起疼痛的姑息放射治疗，以及肿瘤活检后的疼痛性胸膜损伤。由于呼吸困难和疼痛，患者的运动耐量往往有限。既往的吸烟史可导致多种合并症，例如：慢性阻塞性肺疾病、心功能不全和卒中等。长期吸烟者更有可能由于痰液无法排出、因手术疼痛导致的无法深呼吸或咳嗽，发展为术后肺部并发症。然而，如果患者在术前至少戒烟 3 周，术后疼痛耐受性是可能得到改善的[19]。

以诊断和治疗为目的的外科手术可能导致严重损伤。虽然呼吸肌无力在接受电视辅助胸腔镜手术（video-assisted thoracic surgical，VATS）的患者中并不突出，但它仍然是术后疼痛的一个重要因素[20]。对于 NSCLC 而言，肺叶切除术或全肺切除术后肺功能下降表现为呼吸困难的增加、运动能力恶化以及身体机能的减弱和疼痛[21]。90% 的患者在术后的 6 年甚至更长的时间内都感觉到疼痛[22]。

胸壁放疗可引起纤维化、胸膜痛、肺炎、皮炎和食管炎[23]。放射性纤维化可在急性期治疗阶段、3 个月内的早期延迟阶段及 3 个月后的晚期延迟阶段出现[24]。在治疗无法切除的胸腔内恶性肿瘤时，放疗的收益往往大于其风险。同时，放疗还可减少无症状骨病带来的疼痛和骨骼相关事件[25]。康复干预可以帮助缓解疼痛，改善功能状态[21]。积极地协调患者呼吸，可能有助于提高放疗的精准度。一方面，可将肿瘤保持在放疗范围内；另一方面，也可将包括心脏在内的健康组织放疗风险降至最低[26,27]。

化疗可与手术或放疗同步进行。以铂类为基础的化疗，如顺铂[28]和奥沙利铂[29]，可能导致高达 85%~95% 的患者发生化疗诱导的周围神经病变（chemotherapy-induced peripheral neuropathy，CIPN）[24]。目前，新的治疗方案已被证明有更小的不良反应，而且降低了 CIPN 发生率，如白蛋白 - 紫杉醇联合卡铂方案[30]。CIPN 可引起手足的疼痛感觉的变化，影响睡眠和运动。同时，这也会导致本体感觉的改变，而运动能力减弱会影响独立生活能力。

患者进食、行走、呼吸和睡眠的损害会贯穿整个治疗过程[31]。由于身体机能、一般健康状况、精力、性功能和心理健康方面的下降，早期非小细胞肺癌患者的生活质量（quality of life，QOL）也会下降[32]。此外，有研究报道，肺癌生存者也存在着与健康相关的生活质量下降。然而，运动疗法可以改善身体功能和整体健康状态。一项 POSITIVE 研究表明，无手术机会的晚期肺癌患者通过规律的锻炼和定期健康电话指导，可以改善体能、缓解疲劳、提升肌肉力量 / 耐力、免疫力和整体健康状况[33]。

在整个医疗护理过程中进行运动的证据

在整个疾病过程中，肺癌患者可以利用运动、物理治疗和作业治疗来帮助降低并发症的发生率，并提高生活质量。美国癌症协会（ACS）建议患者在肿瘤治疗期间进行身体活动，以防止肌肉萎缩、减少治疗不良反应并改善整体健康状况[34]。活动应根据肿瘤的类型和分期、肿瘤治疗的时机和病前体能水平进行个性化定制。在开始运动计划之前，患者应咨询他们的医师。在开始运动前，为增加运动的安全性，应注意处理患者难以耐受的疼痛、恶心或呕吐以及严重的贫血、血小板减少、白细胞减少或电解质异常。为了提高活动耐受性，医师还可以通过患者的损害情况，针对性地进行康复训练。经常出现的限制活动耐受性的损害包括：活动不便、疼痛、呼吸困难和疲劳[35]。

目前,已证明术前物理治疗或单模式康复可减少住院时间和术后并发症的发生率。有研究表明,与仅使用呼吸练习的对照组相比,使用 4 周的肺康复计划,患者的住院时间和胸引流管留置时间更短[36]。因为术后患者表现出运动耐量降低和峰值耗氧量降低[37],系统化的物理治疗计划可以帮助改善并发症的发生率。运动还可以显著改善患者的肺功能和峰值耗氧量[38]。

正在接受化疗、无法手术的肺癌患者也可能从运动疗法中受益。在化疗期间完成有氧运动训练的 Ⅲ 期和 Ⅳ 期肺癌患者,其生理和情绪生活质量指标有显著改善[39]。打太极拳可以减轻疲劳,研究表明进行太极拳运动可降低接受化疗患者的多维度疲乏症状量表 – 简表(multidimensional fatigue symptoms inventory–short form,MFSI–SF– Ⅰ)评分[40]。

家庭锻炼项目也被证明可有效改善 Ⅳ 期肺癌患者的活动能力、疲劳状态和睡眠质量[41]。肺康复锻炼、有氧运动、阻力训练、运动平衡训练和气功等运动方式,可减少疲劳、呼吸困难和抑郁[42]。

当患者进入生存期时,身体活动可能有助于降低患第二种肿瘤或其他慢性病的风险。ACS 建议肿瘤生存者在获得医生许可后尽快恢复正常的日常活动,避免久坐不动。ACS 特别推荐每周至少进行 150 min 的定期有氧运动,包括至少每周 2 天的肌肉力量训练[34]。

总结

肺癌在美国很常见。医师应预期与诊断相关的功能损害及治疗效果。适当的康复干预,可改善患者的机能和整体生活质量。

病例研究

患者,79 岁,女性,2 个月间出现双侧下肢水肿和进行性劳力性呼吸困难。在呼吸空气时患者有缺氧表现,予以吸氧,并被送往附近的急诊做进一步评估。患者症状表现为干咳、食欲不振和体重的轻微减轻。患者有 10 年的吸烟史。

胸部 CT 显示,患者右侧有大范围的胸腔积液、数个肺结节、纵隔淋巴结肿大及心包积液。患者入院同一天被送进了心脏观察过渡病房。接下来,患者进行了心包开窗术和开胸手术,放置了胸引流管,共引流出血性浆液 450 mL。细胞学检查不确定是否为恶性肿瘤,但支气管镜灌洗检查提示肺腺癌阳性。在进行支气管镜检查后,患者出现了急性呼吸窘迫,CT 血管造影诊断为肺栓塞,因此进行了抗凝治疗。在肿瘤内科进行了 PET-CT 检查,发现肝、骨骼、纵隔和肺门淋巴结有高代谢病变(图 9.1),诊断为Ⅳ期肺癌。对此,肿瘤放疗科建议,在化疗开始前对患者右肺门和纵隔进行 10 次放疗。

　　康复医生需要对患者的机能、医疗护理协调和处理计划进行评估。急性肺栓塞、肺和淋巴系统的肿瘤负担、胸腔积液、需氧量的增加和广泛的功能衰退都使得患者的医疗复杂性增加。在患者康复入院之前,物理治疗记录显示了患者的步态状况:在利用助行器最小辅助步行 30.48 米时,由于耐力下降和呼吸急促,患者步行途中仍有几次休息。

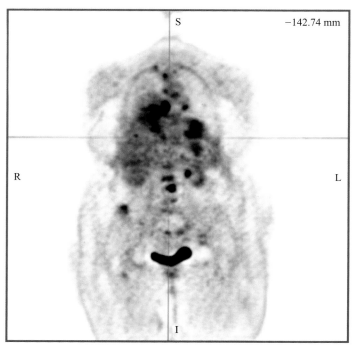

图 9.1　病例 PET-CT 显像片

备注:PET-CT 显示右肺、肝、L$_4$椎体、右髂骨、纵隔和肺门淋巴结的高代谢病变,以及与肿瘤沿淋巴管扩散一致的不计其数的亚厘米肺结节。

　　患者在康复过程中逐渐改善了功能状态。由于端坐呼吸,患者的睡眠受到影响,并无法停止吸氧。复查胸部 X 线检查提示,患者再次出现右侧胸腔积液(图 9.2)。因预计患者会再次出现胸腔积液的汇集,所以为患者放置了一个 PleurX 导管,用于每日引流复发性恶性胸腔积液。再次复查的胸部 X 线片发现了明显的改善(图 9.3)。患者每日胸腔引流量稳定在 200 mL。患者女儿完成了辅助患者 PleurX 引流和安全行走与移动的家庭教育。患者需要继续进行每日 2 L 的鼻导管吸氧,来保持在体力活动期间将氧饱和度维持在 88% 以上。患者康复出院治疗评估结果显示了所有 ADLs 改良独立性的改善情况,包括使用助行器完成超过 122 米的 6 min 步行测试。在家人的长期监护下,患者在功能良好的情况下安全出院回家。考虑到患者的功能状态有所改善,她在肿瘤内科进行了密切随访,在完成放疗后再次进行 CT 检查,并考虑姑息性化疗。在康复医生随访 6 周后:患者继续每日 2 L 的鼻导管吸氧并进行 PleurX 导管引流。患者否认近期有跌倒史,称对乘车转移有信心,并将继续独立进行包括使用助行器步行等日常生活活动。因患者即将实施的姑息性化疗,为实现让患者达到更好的平衡和节能策略,患者被转为门诊治疗。

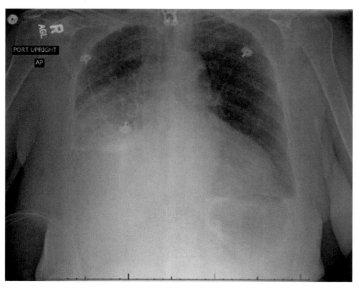

图 9.2　胸部 X 线片显示复发性右侧胸腔积液

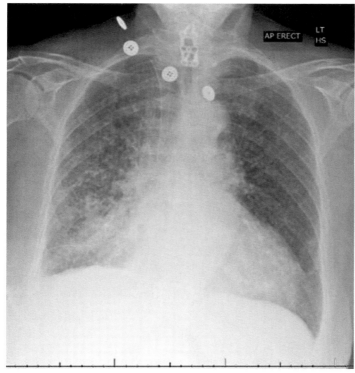

图 9.3 胸部 X 线片显示右侧胸腔积液减少和肺内弥漫性间质结节
备注：在 s/p 放置 PleurX 导管后，右侧胸腔积液显著减少。此外，肺内有弥漫性
间质结节，怀疑恶性肿瘤的淋巴管扩散

选择题

1. 根据美国癌症协会的监测研究估计，2018 年肺癌和支气管癌的新发病
   例数为：
   A. 2,030 B. 23,030
   C. 234,030 D. 2,340,030

2. 肺癌的最常见亚型是：
   A. 间皮瘤 B. 腺癌
   C. 鳞状细胞癌 D. 大细胞癌

3. 从发生危险因素暴露到发展为间皮瘤其潜伏期大约是：

    A. 4 个月   B. 4 年

    C. 40 个月   D. 40 年

4. 非吸烟者最常罹患的肺癌的类型是：

    A. 间皮瘤   B. 腺癌

    C. 鳞状细胞癌   D. 大细胞癌

5. 美国癌症协会建议患者在肿瘤治疗期间多运动，是为了：

    A. 防止肌肉萎缩   B. 减少治疗不良反应

    C. 提高整体健康状况   D. 以上都是

答案

1. C

2. B

3. D

4. B

5. D

参考文献

1. Owonikoko TK, Ragin CC, Belani CP, et al. Lung cancer in elderly patients: an analysis of the surveillance, epidemiology, and end results database. J Clin Oncol. 2007;25:5570–7.

2. Brunelli A, Kim AW, Berger KI, Adrizzo-Harris DJ. Physiologic evaluation of the patient with lung cancer being considered for resectional surgery: diagnosis and management of lung cancer, 3rd ed. American College of Chest Physicians evidence-based clinical practice guidelines. Chest. 2013;143:e166S–90S.

3. National Lung Screening Trial Research Team, Aberle DR, Adams AM, et al. Reduced lung-cancer mortality with low-dose computed tomographic screening. N Engl J Med. 2011;365:395–409.

4. Le Pechoux C, Dunant A, Senan S, et al. Standard-dose versus higher-dose prophylactic cranial irradiation in patients with limited-stage small-cell lung cancer in complete remission after chemotherapy and thoracic radiotherapy: a randomised clinical

   trial. Lancet Oncol. 2009;10:467–74.

5. Turrisi AT, Kim K, Blum R, et al. Twice-daily compared with once-daily thoracic radiotherapy in limited small-cell lung cancer treated concurrently with cisplatin and etoposide. N Engl J Med. 1999;340:265–71.

6. O'Brien ME, Ciuleanu TE, Tsekov H, et al. Phase Ⅲ trial comparing supportive care alone with supportive care with oral topotecan in patients with relapsed small-cell lung cancer. J Clin Oncol. 2006;24:5441–7.

7. Kalemkerian GP, Akerley W, Bogner P, et al. Small cell lung cancer. J Natl Compr Cancer Netw. 2013;11:78–98.

8. Sterlacci W, Savic S, Schmid T, et al. Tissue-sparing application of the newly proposed IASLC/ATS/ERS classification of adenocarcinoma of the lung shows practical diagnostic and prognostic impact. Am J Clin Pathol. 2012;137:946–56.

9. Paci M, Cavazza A, Annessi V, et al. Large cell neuroendocrine carcinoma of the lung: a 10-year clinicopathologic retrospective study. Ann Thorac Surg. 2004;77:1163.

10. Predina JD, Kunkala M, Aliperti LA, Singhal AK, Singhal S. Sleeve lobectomy: current indications and future directions. Ann Thorac Cardiovasc Surg. 2010;16:310–8.

11. Pignon JP, Tribodet H, Scagliotti GV, et al. Lung adjuvant cisplatin evaluation: a pooled analysis by LACE Collaborative Group. J Clin Oncol. 2008;26:3552–9.

12. Strauss GM, Wang XF, Maddaus M, et al. Adjuvant chemotherapy in stage IB non-small cell lung cancer (NSCLC): long-term follow-up of Cancer and Leukemia Group B (CALGB) 9633. J Clin Oncol. 2011;29:7015.

13. Spiro SG, Rudd RM, Souhami RL, et al. Chemotherapy versus supportive care in advanced non-small cell lung cancer: improved survival without detriment to quality of life. Thorax. 2004;59:828–36.

14. Sandler A, Gray R, Perry MC, et al. Paclitaxel-carboplatin alone or with bevacizumab for non-small-cell lung cancer. N Engl J Med. 2006;355(24):2542–50.

15. Price B, Ware A. Time trend of mesothelioma incidence in the United States and projection of future cases: an update based on SEER data for 1973-2005. Crit Rev Toxicol. 2009;39(7):576–88.

16. Robinson B. Malignant pleural mesothelioma: an epidemiological perspective. Ann Cardiothorac Surg. 2012;1(4):491–6.

17. Rusch VW, Giroux D, Kennedy C, et al. Initial analysis of the international association for the study of lung cancer mesothelioma database. J Thorac Oncol. 2012;7(11):1631–9.

18. Adams RF, Gleeson FV. Percutaneous image-guided cutting-needle biopsy of the pleura in the presence of a suspected malignant effusion. Radiology. 2001;219(2):510–4.

19. Zhao S, Chen F, Wang D, et al. Effect of preoperative smoking ces-

sation on postoperative pain outcomes in elderly patients with high nicotine dependence. Medicine (Baltimore). 2019;98(3):e14209.

20. Kendall F, Abreu P, Pinho J, et al. The role of physiotherapy in patients undergoing pulmonary surgery for lung cancer: a literature review. Rev Port Pneumol. 2017;23(6):343–51.

21. Smith SR, Khanna A, Wisotzky EM. An evolving role for cancer rehabilitation in the era of low-dose lung computed tomography screening. PMR. 2017;9:S407–14.

22. Iyer S, Roughley A, Rider A, et al. The symptom burden of non-small cell lung cancer in the USA: a real-world cross-sectional study. Support Care Cancer. 2014;22:181–7.

23. Chen J, Lu JJ, Ma N, et al. Early stage non-small cell lung cancer treated with pencil beam scanning particle therapy: retrospective analysis of early results on safety and efficacy. Radiat Oncol. 2019;14(1):16.

24. New P. Radiation injury to the nervous system. Curr Opin Neurol. 2001;14:725–34.

25. Shulman RM, Meyer JE, Li T, Howell KJ. External beam radiation therapy (EBRT) for asymptomatic bone metastases in patients with solid tumors reduces the risk of skeletal-related events (SREs). Ann Palliat Med. 2018. pii: apm.2018.10.04.

26. den Otter LA, Kaza E, Kierkels RGJ, et al. Reproducibility of the lung anatomy under active breathing coordinator control: dosimetric consequences for scanned proton treatment. Med Phys. 2018;45(12):5525–34.

27. Kaza E, Dunlop A, Panek R, et al. Lung volume reproducibility under ABC control and self-sustained breath holding. J Appl Clin Med Phys. 2017;18(2):154–62.

28. Butts CA, Ding K, Seymour L, et al. Randomized phase III trial of vinorelbine plus cisplatin compared with observation in completely resected stage IB and II non-small-cell lung cancer: updated survival analysis of JBR-10. J Clin Oncol. 2010;28(1):29–34.

29. Cheng X, Huo J, Wang D, et al. Herbal medicine AC591 prevents oxaliplatin-induced peripheral neuropathy in animal model and cancer patients. Front Pharmacol. 2017;8:344.

30. Garja A, Karim NA, Mulford D, et al. nab-Paclitaxel–based therapy in underserved patient populations: the ABOUND.PS2 study in patients with NSCLC and a performance status of 2. Front Oncol. 2018;8(253).

31. Fodeh SJ, Lazenby M, Bai M, et al. Functional impairments as symptoms in the symptom cluster analysis of patients newly diagnosed with advanced cancer. J Pain Symptom Manag. 2013;46(4):500–10.

32. Ostroff JS, Krebs P, Coups EJ, et al. Health-related quality of life among early-stage, non-small cell, lung cancer survivors. Lung Cancer. 2011;71(1):103–8.

33. Wiskermann J, Hummler S, Diepold C, et al. POSITIVE study: physical exercise program in non-operable lung cancer patients undergoing palliative treatment. BMC Cancer. 2016;16:499.

34. American Cancer Society ACS Guidelines for Physical Activity and the Cancer Patient. [Accessed January 31, 2019].

35. Silver JK, Baima J, Mayer RS. Impairment-driven cancer rehabilitation: an essential component of quality care and survivorship. CA Cancer J Clin. 2013;63(5):295–317.

36. Morano MT, Araujo AS, Nascimento FB, et al. Preoperative pulmonary rehabilitation versus chest physical therapy in patients undergoing lung cancer resection: a pilot randomized controlled trial. Arch Phys Med Rehabil. 2013;94:53–8.

37. Jones LW, Peddle CJ, Eves ND, Haykowsky MJ, Courneya KS, Mackey JR, Joy AA, Kumar V, Winton TW, Reiman T. Cancer. 2007;110(3):590–8.

38. Divisi D, Di Francesco C, Di Leonardo G, Crisci R. Preoperative pulmonary rehabilitation in patients with lung cancer and chronic obstructive pulmonary disease. Eur J Cardiothorac Surg. 2013;43:293–6.

39. Quist M, Rorth M, Langer S, et al. Safety and feasibility of a combined exercise intervention for inoperable lung cancer patients undergoing chemotherapy: a pilot study. Lung Cancer. 2012;75:203–8.

40. Zhang LL, Wang SZ, Chen HL, Yuan AZ. Tai Chi exercise for cancer-related fatigue in patients with lung cancer undergoing chemotherapy: a randomized controlled trial. J Pain Symptom Manag. 2016;51(3):504–11.

41. Cheville AL, Kollasch J, Vandenberg J, et al. A home-based exercise program to improve function, fatigue, and sleep quality in patients with stage IV lung and colorectal cancer: a randomized controlled trial. J Pain Symptom Manag. 2013;45(5):811–21.

42. Henshall CL, Allin L, Aveyard H. A systematic review and narrative synthesis to explore the effectiveness of exercise-based interventions in improving fatigue, dyspnea, and depression in lung cancer survivors. Cancer Nurs. 2018;42(4):295–306.

第10章
皮肤癌

格里戈里·希尔金

概述

　　皮肤癌是全球最常见的恶性肿瘤。在美国十大最常见的恶性肿瘤诊断中,恶性黑色素瘤的发病率是增长最快的一种。肿瘤康复医师更有可能治疗易患罕见皮肤恶性肿瘤的人群,如卡波西肉瘤、血管肉瘤和 Merkel 细胞癌。除了处理皮肤癌的局部及系统治疗所造成的损害,肿瘤康复医师还可以通过减少与皮肤癌发展有关的危险因素来提供持久的影响。

流行病学

　　皮肤癌的两大类是:恶性黑色素瘤(MM)和角化细胞癌(KC)。角化细胞癌有两种亚型:基底细胞癌(BCC)和鳞状细胞癌(SqCC)。在美国,MM 占男性所有新发肿瘤诊断的 7% 和女性的 4%,是十大最常见的肿瘤中增长速度最快的[1,2]。KC 尽管具有生长缓慢的特征,但是据估计 KC 消耗了美国所有肿瘤相关医疗护理费用的 4% 左右,这个数字可能会增加,因为其发病率预计会上升。此外,即使在德国和英国等几乎可以普遍获得医疗保健的工业化国家,KC 的发病率估计也增加了 30%,预计将在 2030 年增加一倍[3,4]。

　　BCC 是最常见的皮肤肿瘤,约占 KC 的 80%,在美国,白种人男性和女性的终生风险分别为 33%~39% 和 23%~28%[5]。SqCC 约占 KC 病例的 20%,在美国每年约有 1,000,000 例新发病例,约有 9,000 人死亡,这一比率几乎是 25 年前的 4 倍[6]。MM 预计将影响约 96,500 名美国人,造成约 7,000 人死亡。Merkel 细胞癌(MCC)是一般人群中非常罕见的皮肤肿瘤(在美国估计每年约 1,600 例),但在免疫抑制患者中更为常见,例如淋巴增生性恶性肿瘤的患者,并且是皮肤肿瘤导致死亡的第二常见的原因[7]。其他罕见皮肤肿瘤中可能更常见的包括卡波西肉瘤和血管肉瘤(尤其与慢性淋巴水肿有关)。

危险因素

紫外线(UV)辐射与所有皮肤肿瘤的发生相关,包括自然发生的和与室内日光浴(IT)、年龄较大、皮肤白皙和免疫抑制相关的[2,5,6,8,9]。几种类型的皮肤癌与病毒感染有关,例如 SqCC 与人类乳头瘤病毒,MCC 与 Merkel 细胞多瘤病毒,卡波西肉瘤与单纯疱疹病毒 –8 有关。吸烟已被证明会使 SqCC 的风险增加一倍,使血管肉瘤的预后恶化,但对 MM 或 BCC 的发生率没有影响[10-12]。SqCC 的转移潜能因部位而异,因不愈合的伤口或其他慢性炎症而引起的肿瘤,转移的发生率为 26%[6]。与其他重要的恶性肿瘤不同,休闲时间的身体活动似乎对皮肤肿瘤并没有保护作用,很可能是因为它与紫外线的关联[13]。

光防护对易感人群的重要性怎么强调都不为过。通过适当使用防晒霜可以预防多达 40% 的新发 SqCC[6],不做室内日光浴(IT)可以避免高达 7% 的新发 MM、5.2% 的 BCC 和 7.5% 的 SqCC 病例[8]。此外,紫外线照射后的辐射召回现象(先前照射区域出现疼痛的红斑和 / 或皮疹)是在肿瘤人群中得到公认的问题,尤其是在暴露于甲氨蝶呤、吉西他滨、依托泊苷和紫杉烷类药物的患者中。这需要有关光保护的咨询[14,15]。对处于高风险的患者(例如从事户外工作的患者)进行教育尤为重要,因为众所周知这些群体使用适当的光防护措施的比率较低[3]。

治疗和相关损害:早期阶段

无论是否使用显微描记手术(Mohs 手术),局部切除是大多数可切除的皮肤癌的主要治疗方式。可能的损害情况的详细讨论超出了本文的范围。在评估患者是否存在可能与皮肤肿瘤切除相关的问题时,肿瘤康复医师应在了解局部解剖结构的情况下查看手术报告(如果有)。边缘范围可能从早期 BCC 和 SqCC 的 4~6 mm 到 MCC 的 3 cm,深度可能从手术床到达下面的筋膜或骨膜[5,6,9]。如果皮肤缺损需要移植,则应额外考虑供区的情况。一般来说,损害可能与静脉或淋巴引流受损、皮神经干横断或由于局部瘢痕形成所致的肌筋膜和肌腱粘连有关。

用于治疗早期(原位)SqCC 和 BCC 的光动力疗法(PDT)涉及局部应用光敏剂,如 5- 氨基乙酰丙酸或甲基氨基酮戊酸(MAL),然后暴露于特定的紫外线波长[6,16]。PDT 的常见损害包括局部疼痛、光敏和皮炎。

治疗和相关损害:晚期和转移性疾病

在免疫疗法取得最新进展之前,转移性和局部晚期皮肤癌的预后非常差[17]。晚期和转移性皮肤癌的代表性治疗包括细胞毒性化疗药物(顺铂、紫杉烷类、烷化剂、蒽环类和抗代谢物)、淋巴结切除术和局部放疗,产生显著的全身和局部不良反应发生率。一些常见的局部不良反应包括纤维化、淋巴水肿和与肌肉骨骼问题相关的神经麻痹。一个例子是颈部淋巴结清扫后副神经病变导致的翼状肩胛。必须仔细回顾手术和放疗记录,以深入了解潜在的治疗不良反应的发生率,因为辐射剂量可能很高(66–70 Gy),并延伸至受累区域外 5 厘米[9]。免疫疗法的最新进展,从 2011 年批准用于 MM 的伊匹单抗开始,极大地改变了晚期皮肤癌患者的预后。

表 10.1 总结了常用的治疗方式和相关的不良反应。

表 10.1　皮肤癌的治疗方式和不良反应

治疗方式	恶性肿瘤	可能的不良反应
光动力疗法	日光性角化病(前体),原位 SqCC,薄 BCC	局部光敏反应,诊断资料不全
Mohs 显微描记手术	所有可手术的皮肤癌	手术部位并发症、远端静脉或淋巴引流受损
标准手术切除		
冷冻疗法、电干燥和刮除术	低风险 BCC 和 SqCC	诊断资料不全,不能用于有毛发的区域

续表

治疗方式	恶性肿瘤	可能的不良反应
外用药物：咪喹莫特、5-氟尿嘧啶、丁烯酸酯、双氯芬酸、维甲酸类	低风险 BCC 和 SqCC	皮炎、瘙痒、皮疹、流感样症状（双氯芬酸、咪喹莫特和丁烯酸酯）、光敏
5-氟尿嘧啶（5-FU）/顺铂，5-FU/卡铂，紫杉醇/卡铂	局部晚期或转移性 SqCC	中性粒细胞减少症、周围神经病变（神经节病）、心律失常
维莫德吉，索尼德吉	局部晚期或转移性 BCC	肌痛、味觉障碍、厌食、疲劳（严重不良反应的发生率为 25%）[18-20]
西妥昔单抗	局部晚期或转移性 SqCC	痤疮样皮疹、疲劳、不适、感觉神经病、干皮病、腹泻、肝炎、中性粒细胞减少症、感染[21,22]
西米普利单抗（2018 年 9 月获批）		腹泻、疲劳、恶心、便秘和皮疹（严重不良反应的发生率为 29%）[23]
伊匹单抗 帕博利珠单抗 纳武单抗	晚期或转移性 MM, SqCC	疲劳、肌肉骨骼疼痛、结肠炎（腹泻、穿孔）、肝炎、肺炎（3%~4%）、内分泌疾病（严重不良反应的发生率为 15%，联合治疗的可能性更大）[24]
阿维鲁单抗	MCC	
维莫非尼 达拉非尼 康奈非尼	BRAF 突变的 MM	关节痛、疲劳、光敏、皮疹、继发性 SqCC[25]
曲美替尼	MM	疲劳、高血压、呕吐、腹泻[25]
放射治疗	辅助或姑息治疗	放射性纤维化综合征、淋巴水肿、神经麻痹

病例

　　患者，76 岁，男性，右利手，既往有高血压、高胆固醇血症和轻中度脊柱疾病病史。患者从不吸烟，居住在辅助生活设施中，退休牧师。患有左前臂背侧恶性黑色素瘤,最初于 2011 年切除。4 年后,发现疾病局部复发及同侧手臂肿胀,分期检查显示腋窝、纵隔和主动脉旁淋巴结肿大。患者接受了再次广泛局部切除,需要皮肤移植覆盖,并开始接受伊匹单抗药物治疗,初始反应良好。受累肢体的淋巴水肿(图 10.1)由其初级保健医生(PCP)开具成品的加压手套和袖套进行治疗。

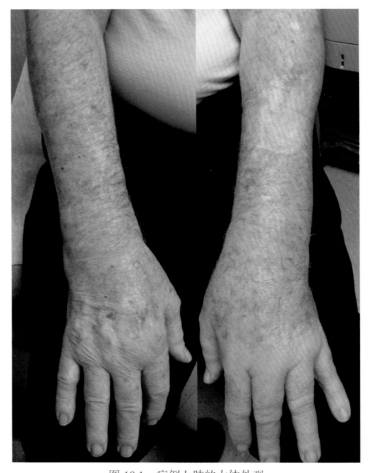

图 10.1　病例上肢的大体外观

备注:表明受影响的(左)上肢淋巴水肿得到了很好的控制。注意植皮的手术部位愈合良好

2017 年末的常规随访显示疾病进展,右侧腹股沟淋巴结受累,导致同侧下肢淋巴水肿(图 10.2)。患者开始使用纳武单抗,经过两次治疗后,

被转诊至康复医学科以评估右下肢疼痛的原因,为何导致患者无法进行2~3 小时的常规步行。体格评估显示轻度症状性 T_6 压缩性骨折、踝关节近端轻度无力、远端轻度感觉丧失、髋关节屈肌和踝关节跖屈肌挛缩、扁平足及沿右胫骨后肌肌腱的显著压痛,可通过直接触诊和抗阻足内翻再现。临床诊断为胫骨后肌肌腱病。

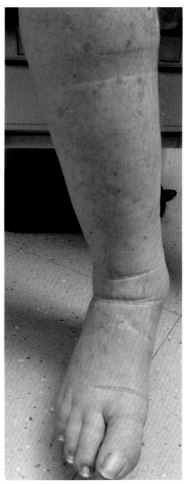

图 10.2 病例右小腿的大体外观
备注:显示淋巴水肿得到充分控制,典型的扁平足外观

患者得到了鞋类推荐、家庭锻炼计划、踝足矫形器处方,并进行了下

肢伸展和增强踝关节肌肉力量的物理治疗。鉴于最近的疾病进展,怀疑右胫骨远端的骨转移,但随后被 PET/CT 排除。最初,患者对推荐的治疗反应良好,但在纳武单抗的 2 个周期后,右下肢远端疼痛加重,关节疼痛更加弥漫。患者中断了康复医学随访,并按照其初级保健医生意见过渡到使用手动轮椅。患者开始口服泼尼松治疗,推测是由于纳武单抗引起的免疫介导性关节痛,随后被搁置。

在关节疼痛显著改善后,患者持续每天口服泼尼松 5 毫克,并恢复了康复医学随访。后来出现近端无力恶化和下肢挛缩进展。定期影像学检查显示没有骨转移性病变、稳定的 T_6 压缩骨折和淋巴结病变的进展,促使其肿瘤团队重新应用纳武单抗。建议患者恢复物理治疗并尽快过渡到脱离轮椅,以预防进一步的功能衰退,因为在办公室随访期间,患者关节和右踝疼痛在辅助行走期间都没有恶化。患者肢体水肿在穿着压力衣的情况下得到了很好的控制,4 周后患者用助行器在社区中穿行。在 12 周的随访中,患者展示了在密切监控下安全行走的能力,并报告其步行耐力接近 20~30 min。建议患者继续家庭锻炼计划,并在其辅助生活设施中进行有监督的步态训练。

选择题

1. 以下哪些皮肤肿瘤与使用室内日光浴有关?
   A. 基底细胞癌　　　　　　　　　B. 鳞状细胞癌
   C. 恶性黑色素瘤　　　　　　　　D. 以上所有
2. 吸烟是以下哪种皮肤肿瘤的可改变危险因素?
   A. 基底细胞癌　　　　　　　　　B. 鳞状细胞癌
   C. 恶性黑色素瘤　　　　　　　　D. 以上所有
3. 适当的防晒能在多大程度上降低皮肤鳞状细胞癌的风险?
   A. 10%　　　　B. 20%　　　　C. 30%　　　　D. 40%
4. 以下哪一项描述了辐射召回现象?
   A. 先前接受过甲氨蝶呤、吉西他滨、依托泊苷和紫杉类药物治疗的患者,在紫外线或阳光照射后在放射治疗区域出现疼痛性红斑和 / 或皮疹
   B. 患者在描述放疗过程时感到焦虑

　　　C. A 和 B

　　　D. 以上都不是

5. 接受靶向免疫治疗的晚期恶性黑色素瘤患者最有可能出现以下哪些
　　免疫介导的不良反应？

　　　A. 疲劳　　　　　　　　　　　B. 肌肉骨骼疼痛

　　　C. 肺炎　　　　　　　　　　　D. A 和 B

答案

1. D

2. B

3. D

4. A

5. D

参考文献

1. Siegel RL, Miller KD, Jemal A. Cancer statistics, 2019. CA Cancer J Clin. 2019;69(1):7–34.

2. Lazovich D, Vogel RI, Berwick M, Weinstock MA, Anderson KE, Warshaw EM. Indoor tanning and risk of melanoma: a case-control study in a highly exposed population. Cancer Epidemiol Biomark Prev. 2010;19(6):1557–68.

3. Zink A. Trends in the treatment and prevention of keratinocyte carcinoma (non-melanoma skin cancer). Curr Opin Pharmacol. 2019;46:19–23.

4. Nelson TG, Ashton RE. Low incidence of metastasis and recurrence from cutaneous squamous cell carcinoma found in a UK population: do we need to adjust our thinking on this rare but potentially fatal event? J Surg Oncol. 2017;116(6): 783–8.

5. Gandhi SA, Kampp J. Skin cancer epidemiology, detection, and management. Med Clin North Am. 2015;99(6): 1323–35.

6. Waldman A, Schmults C. Cutaneous squamous cell carcinoma. Hematol Oncol Clin North Am. 2019;33(1):1–12.

7. Ma JE, Brewer JD. Merkel cell carcinoma in immunosuppressed patients. Cancers (Basel). 2014;6(3):1328–50.

8. O'Sullivan DE, Brenner DR, Demers PA, et al. Indoor tanning and skin cancer in Canada: a meta-analysis and attributable burden estimation. Cancer Epidemiol. 2019;59:1–7.

9. Tello TL, Coggshall K, Yom SS, Yu SS. Merkel cell carcinoma: an update and review: current and future therapy. J Am Acad Dermatol. 2018;78(3):445–54.

10. Dusingize JC, Olsen CM, Pandeya NP, et al. Cigarette smoking and the risks of basal cell carcinoma and squamous cell carcinoma. J Invest Dermatol. 2017;137(8):1700–8.

11. Lee BL, Chen CF, Chen PC, et al. Investigation of prognostic features in primary cutaneous and soft tissue angiosarcoma after surgical resection: are trospective study. Ann Plast Surg. 2017;78(3 Suppl 2):S41–6.

12. Dusingize JC, Olsen CM, Pandeya N, et al. Smoking and cutaneous melanoma: findings from the QSkin Sun and Health Cohort Study. Cancer Epidemiol Biomark Prev. 2018;27(8):874–81.

13. Moore SC, Lee IM, Weiderpass E, et al. Association of leisure-time physical activity with risk of 26 types of cancer in 1.44 million adults. JAMA Intern Med. 2016;176(6):816–25.

14. Cohen PR. Photo distributed erythema multiforme: paclitaxel-related, photosensitive conditions in patients with cancer. J Drugs Dermatol. 2009;8(1):61–4.

15. Sibaud V, Lebeuf NR, Roche H, et al. Dermatological adverse events with taxane chemotherapy. Eur J Dermatol. 2016;26(5):427–43.

16. Keyal U, Bhatta AK, Zhang G, Wang XL. Present and future perspectives of photodynamic therapy for cutaneous squamous cell carcinoma. J Am Acad Dermatol. 2019; 80(3):765–73.

17. Bridge JA, Lee JC, Daud A, Wells JW, Bluestone JA. Cytokines, chemokines, and other biomarkers of response for checkpoint inhibitor therapy in skin cancer. Front Med (Lausanne). 2018;5:351.

18. Lear JT, Migden MR, Lewis KD, et al. Long-term efficacy and safety of sonidegib in patients with locally advanced and metastatic basal cell carcinoma: 30-month analysis of the randomized phase 2 BOLT study. J Eur Acad Dermatol Venereol. 2018;32(3):372–81.

19. Ly P, Wolf K, Wilson J. A case of hepatotoxicity associated with vismodegib. JAAD Case Rep. 2019;5(1):57–9.

20. Sekulic A, Migden MR, Oro AE, et al. Efficacy and safety of vismodegib in advanced basal-cell carcinoma. N Engl J Med. 2012;366(23):2171–9.

21. Lu SM, Lien WW. Concurrent radiotherapy with cetuximab or platinum-based chemotherapy for locally advanced cutaneous squamous cell carcinoma of the head and neck. Am J Clin Oncol. 2018;41(1):95–9.

22. Que SKT, Zwald FO, Schmults CD. Cutaneous squamous cell carcinoma: management of advanced and high-stage tumors. J Am Acad Dermatol. 2018;78(2):249–61.

23. Migden MR, Rischin D, Schmults CD, et al. PD-1 blockade with cemiplimab in advanced cutaneous squamous-cell carcinoma. N Engl J Med. 2018;379(4):341–51.

24. Brahmer JR, Lacchetti C, Schneider BJ, et al. Management of immune-related adverse events in patients treated with immune checkpoint inhibitor therapy: American Society of Clinical Oncology clinical practice guideline. J Clin Oncol. 2018;36(17):1714.

25. Luther C, Swami U, Zhang J, Milhem M, Zakharia Y. Advanced stage melanoma therapies: detailing the present and exploring the future. Crit Rev Oncol/Hematol. 2019;133:99–111.

第11章
放射性纤维化综合征

迈克尔·斯塔伯菲尔德　凯西·周　纳贝拉·安楠

概述

  大约 50% 的肿瘤患者在病程中需要接受放射治疗(RT)[1]。放射治疗可以单独治疗肿瘤(例如宫颈癌)、术前新辅助和术后辅助治疗(例如乳腺癌),也可以联合化疗(例如头颈部肿瘤)[2]。放射治疗是利用电磁波(X线、γ射线、电子)照射组织。射线穿过细胞时,电离能量破坏 DNA,释放自由基,处于有丝分裂期的细胞会触发凋亡信号通路。RT 有几种类型,包括表面 X 线照射(正电压),近距离放射治疗,放射性同位素、质子和兆伏级放射治疗[2]。辐射剂量的单位是戈瑞(Gy),1 Gy 定义是 1 焦耳的能量沉积到 1 千克的组织。1 Gy=1 000 cGy,Gy 和 cGy 都是常用的剂量单位。

  RT 最初应用于临床时,治疗处方多为大剂量的高频方案。然而,研究发现患者的治疗相关毒副反应与总照射剂量、单次照射剂量和照射范围直接相关。调强放射治疗和立体定向放射外科技术的进步实现了在更精确定位肿瘤细胞同时,还能够保护周围正常组织。尽管技术有了长足进步,照射野内还是会有正常组织,从而造成辐射损伤。放射治疗相关毒副反应既可以发生在早期(几天内),也可以发生在晚期(几年内),并可影响受照射的任何器官系统。皮肤和黏膜主要在急性期受到影响。血管损伤和纤维化反应是最主要的晚期毒副反应[2]。

  放射性纤维化(RF)是一种典型的延迟性并发症,指随着时间的推移病理性纤维组织的形成。危险因素包括患者年龄、合并症、放射治疗的联合治疗方案,以及照射野大小、总剂量、分次剂量、照射的组织类型和距离初始放射治疗的时间[3]。RF 有三个组织病理学阶段:纤维化前期、纤维化期和纤维化萎缩晚期。最初通常无症状,治疗结束后的几个月以特征

114

性慢性局部炎症、血管通透性增加和水肿为主要表现。随后的组织纤维化期,成片活化的成纤维细胞构成一种无序的细胞外基质,其间散在分布衰老的成纤维细胞。这种组织硬化可以在治疗若干年后进展,纤维化萎缩晚期以致密的易碎组织为主要表现,通常出现在治疗后数年[4,5]。

RF 的临床表现称为放射性纤维化综合征(RFS)。RF 可累及任何组织,包括照射野内的中枢神经系统和周围神经,以及穿行照射野的周围神经。RFS 的临床表现包括神经肌肉和肌肉骨骼症状,以及功能性后遗症,如下所述[3]。

并发症

放射治疗损伤相关的并发症是由直接或间接的进行性纤维硬化造成的。任何身体系统都可能受到影响,包括心血管、肺、内分泌、表皮、胃肠道等。神经肌肉和肌肉骨骼系统的损伤会持久而严重地限制患者功能和降低生活质量。神经肌肉损伤会影响大脑、脊髓、神经根、神经丛、周围神经和肌肉。识别并命名所涉及的具体结构,例如"脊髓 – 神经根 – 神经丛 – 周围神经 – 肌病",对治疗非常重要,有助于阐明潜在的病理生理学机制及其与功能的关系[3]。放射性纤维化引起的肌肉骨骼疾病的病理学改变是骨、肌腱和韧带受累。总的来说,放射性纤维化综合征不可逆转,会随着时间的推移而进展,临床治疗的主要方案是支持性治疗。治疗方法主要包括理疗、药物、矫形器和局部注射[6]。

纤维性硬化症的进展可通过影响宏观和微观血管造成缺血,导致运动功能障碍和感觉缺陷。脊髓丘脑束的刺激和感觉神经系统的损伤可能导致中枢神经病变(即索状)和周围神经性疼痛[6]。神经稳定性药物如加巴喷丁、普瑞巴林和度洛西汀等,通常对 RFS 相关的神经病理性疼痛有效。二线药物常用三环类抗抑郁药,非甾体抗炎药和阿片类制剂也能缓解症状[6]。

当只有一处周围神经受累时,患者可能出现该神经特有的功能缺陷。例如,肩胛部神经受损会导致菱形肌无力,肩胛上神经受损会显示冈上肌无力,而副神经损伤可表现为斜方肌功能障碍。放射性损伤常累及多处周围神经。脊神经根、臂丛或腰骶丛的炎症、刺激和压迫导致的神经根病或神经丛病变,可能需要电生理检查协助鉴别诊断。脊髓损伤会导致脊髓病,肌肉纤维损伤可能导致痉挛或肌张力障碍形式的肌病[6]。肌腱和韧带水平的放射性纤维化造成结构缩短,形成挛缩,降低组织弹性。当骨骼发生放射性纤维化时,脆性增加,更易受伤和新发肿瘤[6]。

临床表现与处理

随着放射性纤维化的进展,患者逐渐出现症状,但出现时间和临床表现因个体的危险因素及暴露的放射线类型而异。目前,尚无正式的 RFS 治疗推荐,主要原因是病理生理学的多样性以及确定临床结果的困难性。针对纤维化病理生理学进程的干预措施可能有效,包括抗炎药物、高压氧治疗和抗氧化治疗[4]。迄今为止,治疗的重点是缓解症状和消除加重因素。下面介绍一些最常见的症状及其处理。

颈部伸肌无力,通常被称为"低头综合征",常见于颈部和胸部棘旁肌和肩带的萎缩和无力。神经肌肉功能障碍导致无法抬头、姿势不佳、疲劳和疼痛。治疗以肌筋膜松解纤维化结构为主,包括改善姿势、姿势再训练、神经肌肉再教育和增强肌力,以及恢复关节活动度[3]。颈椎矫形器和局部注射麻醉剂有助于缓解肌肉疼痛和痉挛[5]。

当放射线直接作用于肩部肌肉或支配这些结构的神经时,会发生肩部疼痛和功能障碍。肩袖肌肉组织功能可能减弱而影响关节活动度,导致肩关节前突、肌腱错位,引起运动撞击,进而发展为肌腱炎或粘连性关节囊炎[5]。口服药物和局部注射有助于缓解症状。其他治疗可以作为辅助,如肌筋膜松解,姿势训练,增强核心肌群、颈部伸肌和肩袖肌肉力量,以及肩部关节活动度训练。

头颈部肿瘤患者接受颈部放射治疗后,会出现包括胸锁乳突肌、斜角肌和斜方肌在内的前部肌肉组织挛缩,常会伴随肌肉痉挛性疼痛、疲劳,以及神经根、颈丛和照射野内其他神经的损伤。经常出现有或无关节活动度丧失的异常姿势(颈部肌张力障碍)。颈部肌肉组织、肌腱和韧带的进行性硬化可能会干扰吞咽、发声和其他日常生活活动。有些患者从积极的物理治疗受益,恢复部分颈椎活动度。肉毒毒素与物理治疗结合可以缓解肌肉痉挛和疼痛,但通常只用于前颈部,以最大限度地减少诱发或加重颈部伸展无力的症状[3]。

张口困难是指张口障碍,通常发生在头颈部放疗后。翼状肌和咬肌纤维化可导致痉挛,影响口腔卫生、进食、咀嚼和吞咽。物理治疗是改善下颌骨关节活动度的首选治疗方法。有研究应用肉毒毒素改善疼痛,继而改善口腔运动度。动态颌骨张开装置已被证明能有效地逐渐增加关节活动度,联合物理治疗和运动疗法可以提高生活质量[3]。

病例

案例 1

患者,49 岁,男性,有人乳头状瘤病毒(HPV)相关扁桃体癌和喉癌病史,接受联合放化疗后若干年出现颈部疼痛和痉挛,并累及左肩。体格检查发现颈部关节活动度缩小,颈部肌肉环周萎缩,触诊触痛最明显的是左侧胸锁乳突肌(SCM)和斜角肌。此外,患者左上肢反射亢进、阵挛,三角肌和肱二头肌无力,斜方肌及照射范围内肌肉弥漫性萎缩。综上所述,患者的临床表现与辐射诱发的脊髓 – 神经根 – 神经丛 – 周围神经 – 肌病一致,电生理检查结果支持该诊断。

联合普瑞巴林和针灸缓解症状的临床试验未获得阳性结果,而物理疗法和按摩却可以显著缓解症状。影响患者生活质量的主要症状是颈部的痉挛性疼痛,可能与放射性神经肌肉损伤继发的颈部肌张力障碍相关。患者接受左侧 SCM 和斜角肌的 A 型肉毒毒素(Botox®)注射后症状明显缓解,持续缓解期 2~3 个月。在随访评估中,患者决定每 3 个月重复注射调整剂量的肉毒毒素,同时进行物理治疗和定期家庭锻炼。

案例 2

患者,50 岁,女性,在 30 岁时被诊断为结节硬化型霍奇金淋巴瘤ⅡB期,累及颈部、纵隔和左肺门。患者接受了放疗和化疗,但由于多次复发,再次接受多程化疗、放疗和干细胞移植。接受大范围照射后,患者出现了严重影响生活质量的放射性纤维化,穿衣、烹饪和如厕等活动都受限。而且,随着时间的推移,日常生活受限逐渐恶化。检查发现患者颈胸部肌肉组织萎缩,右肩半脱位,左上肢脉搏变弱,左上肢整体和右上肢的内侧感觉消失。

　　患者的临床表现与放射治疗诱发的脊髓 – 神经根 – 神经丛 – 周围神经 – 肌病一致,主要包括双侧臂丛神经病变和颈部伸肌无力导致的低头综合征。给予患者物理治疗和作业治疗,包括肌筋膜松解、核心肌群强化、姿势保持和神经肌肉再训练。颈部支具也是完成家庭锻炼计划的重要辅助工具。

案例 3

　　患者,51 岁,男性,有弥漫性大 B 细胞淋巴瘤病史。患者 2006 年确诊后接受了化疗和针对纵隔大肿块的放射治疗。治疗结束 13 年后,患者出现严重左侧胸背部疼痛。疼痛从其上背部围绕左侧胸腔放射到前锁骨中线。肿瘤医生和初级保健医生给予患者硬膜外类固醇注射,症状部分缓解。患者还接受了不同剂量的药物治疗,包括加巴喷丁、普瑞巴林、度洛西汀和阿片类药物,但症状缓解有限。

　　体检发现患者中线和旁正中线的胸肌明显萎缩,与照射野范围一致(图 11.1)。神经系统检查双侧对称,上肢近端轻度无力,但远端和双侧下肢力量正常。体格检查未发现痛觉超敏及反射亢进的迹象,步态正常。

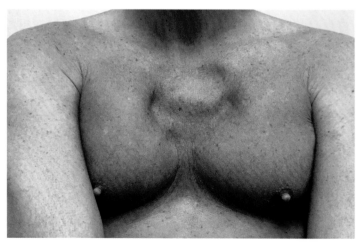

图 11.1　病例接受放射治疗后胸肌的严重放射性纤维化

胸椎磁共振成像(MRI)显示升主动脉和近端降主动脉 4.1 cm 动脉瘤,多节段胸椎退行性病变,T_2-T_3 和 T_{11}-T_{12} 有轻度椎间盘突出但无脊髓或神经根受压,而 T_1-T_6 椎体骨髓脂肪化与放射治疗史一致(图 11.2)。

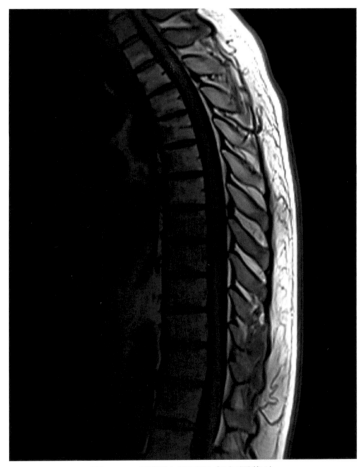

图 11.2　病例的 MRIT1 加权图像片

备注:有淋巴瘤放射治疗史的患者,无造影剂增强的 MRIT1 加权像显示多节段胸椎退行性病变。T_1-T_6 椎体显示高信号,高信号提示骨髓脂肪化,可能由放射治疗造成。

患者的照射野包括上胸椎、升主动脉和降主动脉,其临床症状提示放射性纤维化导致的胸椎神经根病,可能并发近端肋间单根神经病变。患者接受神经病理性药物的再次试验用药,给予必要辅助药物的同时,逐渐增加普瑞巴林的滴定剂量。

选择题

1. 放射性纤维化可能影响以下哪些系统：
   A. 心脏　　　　　　　　　　B. 血管系统
   C. 肌肉系统　　　　　　　　D. B 和 C
   E. 上述所有选项

2. 52 岁女性，24 岁患霍奇金淋巴瘤，接受斗篷野放射治疗。3 年前，诊断为右侧乳腺癌，接受了乳腺切除术、化疗、乳腺及胸壁放射治疗。出现进行性右上肢无力，影响三角肌、肱二头肌、肱三头肌和整个手的功能。哪种结构的损伤可能是她症状的主要原因？
   A. 颈神经根　　　　　　　　B. 颈丛神经
   C. 臂丛神经　　　　　　　　D. 腋神经
   E. 正中神经

3. 46 岁男性，患口腔鳞状细胞癌，手术切除，1 年前术后放化疗。出现下颌疼痛和张口困难。他的中切齿开口距离为 15 mm。物理治疗之外，优选哪种辅助治疗？
   A. 外科手术　　　　　　　　B. 肉毒毒素注射
   C. 开口装置　　　　　　　　D. A 和 B
   E. B 和 C

4. 61 岁女性，有高血压和纵隔霍奇金淋巴瘤病史，31 年前接受 MOPP 化疗和斗篷野放射治疗。出现做家务时进行性运动障碍，尤其是将右臂举过肩膀时。体格检查发现 Neer's 征和 Hawkin's 征阳性，与肩部撞击一致。放射治疗对哪种结构的影响最有可能导致她的症状？
   A. 小脑　　　　　　　　　　B. 脊髓
   C. 颈丛神经　　　　　　　　D. 颈神经根
   E. 膈神经

5. 以下哪一项不适用于放射性纤维化？
   A. 照射野中的中枢或周围神经系统的任何部分都可能受到影响
   B. 阿片类药物和三环类抗抑郁药可能有助于缓解症状

C. 放射治疗后,处于放射性纤维化初期的患者可能无症状

D. 通过适当的处理,放射性纤维化是可逆的

E. 骨、肌腱和韧带都可能受到影响

答案

1. E

2. C

3. E

4. D

5. D

参考文献

1. Jaffray DA, Gospodarowicz MK. Radiation therapy for cancer. In: Gelband H, et al., editors. Cancer: disease control priorities, vol. 3. 3rd ed. Washington, DC: The International Bank for Reconstruction and Development / The World Bank; 2015.
2. Thankamma Ajithkumar HH, Cook N. Concepts of multidisciplinary management. In: Oncology (Oxford desk reference). New York: Oxford University Press; 2011.
3. Stubblefield MD. Radiation fibrosis syndrome: neuromuscular and musculoskeletal complications in cancer survivors. PM R. 2011;3(11):1041–54.
4. Delanian S, Lefaix JL. The radiation-induced fibroatrophic process: therapeutic perspective via the antioxidant pathway. Radiother Oncol. 2004;73(2):119–31.
5. Stubblefield MD. Clinical evaluation and management of radiation fibrosis syndrome. Phys Med Rehabil Clin N Am. 2017;28(1):89–100.
6. Stubblefield MD. Neuromuscular complications of radiation therapy. Muscle Nerve. 2017;56(6):1031–40.

第 12 章
结语：创新研究

安德里亚·谢维尔

概述

经济、技术、政策和科学力量的融合正在推动着肿瘤康复服务性质和范畴、服务受体和提供者及提供服务的场所等方面的变革。研究人员在推动这些变革和对变革做出应对的过程中，贡献了新的知识，这些新知识将持续影响临床团队对该学科领域进展的应对。从使用传统抗肿瘤疗法，到某些情况下可采用空前有效的新生物制剂库，过去的十年见证了这之间的显著转变。与此同时，老年人口的显著扩大，更多的在医学上和功能上存在病态的肿瘤患者促进了老年肿瘤学的发展，并给在这一弱势群体中，控制治疗毒性和并发症发病率的医疗护理人员施加了越来越大的下游压力。肿瘤治疗提供者也对美国国家医学科学院（NAM）和疾病控制和预防中心、美国国家癌症研究所和美国国家质量论坛（NQF）及其他有影响力的机构的观察做出回应，尽管肿瘤患者自付的费用惊人，但其治疗体验和生活质量还远远达不到预期[1]。

这些变化只是冰山一角。对于影响肿瘤康复内容和方式的因素，列举其正在进行的和预期的变化，是一个具体详尽的、最终预测的展望。本章试图基于强大的证据基础，突出强调已经发生的变化。

肿瘤康复服务提供模式

背景

尽管做出了一些努力，尤其是健康维护组织，建立了可靠的替代方案，但按服务收费（FFS）的报销制度数十年来一直主导着临床支付。大多数服务收费报销所要求的即时护理、依托临床的联系方式深深地影响着治疗方式。尽管这对许多患者来说，面对面的接触是不方便的，既昂贵，又限制访问，并且经常是没有必要的，但这个要求一直存在。收费服务也限制了为那些致力于监测、教育和支持的临床接触式的治疗方式。

按服务收费的主导地位受到了一些挑战；其中最突出的是人们越来越认识到，为不适当、低价值和低效的医疗护理付费并不会增加患者或国家的利益。有能力、精通技术的医疗保健消费者要求改善服务的便利性和体验感。NQF 和 NAM 等有影响力的组织及付款人，都强调了要根据患者报告的结果和经历来支付赔偿金，这对于改善美国医疗保健系统至关重要[2]。通过对过程和结果进行系统评估，患者的观点应该成为我们这个以价值为准绳、旨在保护患者和平价的医疗保健系统的驱动力。

付费服务模式的转变，创造了提供肿瘤康复服务的巨大可能性。他们彻底重新定义了医疗保健服务的方式，并迫切需要证据，在同时保持有效性和提升价值条件下，告知策略以提供更多以患者为中心的治疗服务。毫无疑问，一些医疗保健服务在按照 FFS 要求执行时会产生最佳效果；然而，在许多情况下，我们缺乏区分这些知识，难以识别可以远程提供的复杂多步骤治疗方式流程的组成部分。这种缺乏对于康复医学来说尤其麻烦，因为我们的目标是在临床环境之外的社区和家庭增加患者的功能和舒适度。然而，此行业进步的空间和潜力也很大，因为 FFS 方式的转变提供了一个机会，可以利用新兴的 IT 功能来远程评估、提示、指导和教育患者，就像参与他们的"现实世界"生活一样。

肿瘤患者优先考虑他们的自主性和功能能力，这一事实应该超越FFS 的限制，进一步扩展肿瘤康复服务的模式。此外，患者的功能状态与关键结果相关：生存、重返工作和医疗利用率[3,4]。因此，保护和增强患者功能的治疗是基于价值的采购计划不可或缺的一部分。随着 FFS 对基于中心的医疗服务的报销要求的放宽，许多选项变得可行，这些选项可能最终证明更符合患者对持久功能保留所需的行为改变和活动增强的需求。

前沿

远程和混合(依托远程中心的组合)方法已经过验证，可以用来评估、教育和治疗肿瘤患者，以解决不同的临床目标。例如，两项随机对照试验，通过电话和网络的方式提供协作远程护理，可以得到临床上有意义的获益和有效的成本。INCPAD 试验解决了疼痛和抑郁[5,6]，而 COPE 试验解决了功能衰退[7]。远程患者评估的简便性、精确性和成本方面取得的进一步进展，促进了更广泛的临床整合。对患者报告结果（PRO）的解读，可以用来确定何时及应该启动哪些康复服务[8,9]。此外，通过电子健康记录（EHR）和其他电子平台，对 PRO 的回应可以触发分支逻辑，从而实现高度个性化的评估。

客观的患者数据也变得更容易远程捕获。传感器的应用和依托生活空间的方法来监测患者机能已经变得越来越便宜，而且使用体积更小、响应更快的设备变得更加精确。可穿戴监视器采集到的数据可以从图形显示器上传到当前一代 EHR 中，并提供给患者和临床医生，从而可以在行为、临床和生理参数之间建立关联。这些数据的使用使临床医生能够在准确、比以前可用的更大量信息的基础上做出决策。此外，临床医生现在能够根据这些数据，而无须就诊就可以远程对患者的治疗方案进行细微调整。通过跟踪患者，检测到微小但有意义的变化以告知治疗方案，而无须为了反复临床评估而进行昂贵且繁重的检查。

远程教育在学术界已经很成熟，并且正在获得临床牵引力。目前临床使用的形式多种多样：同步（实时）和非同步（延迟），一对一和一对多，以及交互式和单向教学格式。用于支持这些交流的平台同样多种多样：IT 聊天组、视频会议、电子邮件列表服务和电话会议等许多都已用于与肿瘤相关的教育。通过远程教育计划改善患者参与、积极性和结果的报告，表明这些平台的使用将会增加[10,11]。

前景

经验证的远程交付模式的扩展主要受到保险报销的限制。随着更自由、以价值为基准，注重结果的支付方式越来越受欢迎，根据患者需要的时间和方式，为其提供以功能为导向的治疗，这种潜力的增长如箭在弦。目前联邦政府的实用性研究正在评估模型，这些模型努力将肿瘤患者的症状和功能需求与适合的偏好、易于获得的治疗相匹配，来激励医疗护理团队及时地参与和自我管理。系统地收集 PRO 并将这些数据报告给患者的医疗护理团队或使用这些数据触发依托 EHR 的临床决策支持,以主动而非被动的方式控制症状和残疾,可能会改善利用率、临床和患者报告的结果。

这些干预措施将对正在稳步整合到肿瘤治疗中的远程治疗方法进行正式的评估。与其他先进技术一样,该行业对创新的渴望不会为证据虚位以待。因此,远程护理的提供方式正在稳步进入临床实践,许多临床医生正在将这些方法有机地纳入患者管理当中。因此可以预测,个案(轶事)报道与基于假说的研究一样可以塑造未来的发展方向。

大数据、人工智能和电子健康记录

"大数据"或在护理交付和计费过程中收集的人口级汇总数据,十多年来一直吸引着临床研究人员的注意力,并且兴趣和相关期望越来越高[12]。在某种程度上,这种日益增加的关注是由代表美国大部分人口(超过 1 亿患者)的数据可用性操控的,这些数据集包括详细的临床、治疗和人口统计信息。这些数据使得研究人员可以提出在临床试验中不可行的问题,而且作为重要但却难以获得的患者亚组的长期结果和治疗有效性的队列研究,这些资料将是极其昂贵的。

将人工或增强智能(AI)应用于这些数据集并开发算法,来通过电子健康记录(EHR)和其他媒体直接影响治疗方式,这潜在的可能性在更大程度上激起了人们的兴趣[13,14]。这种"知识创造"的概念通过整合惊人数量和类型的临床数据,已经在依托 EHR 结果的"嗅探器"中实施,可识别早期败血症、即将转入 ICU 和有姑息治疗需求的患者[15]。众多例子都强调了一个事实,即即刻或近期管理需要改变的微妙信号可能会被淹没在竞争的海洋中,并低于人类意识识别的关键阈值。

虽然表征康复医学中不断变化需求的"大数据"方法已见端倪,但依托人工智能和电子病历的应用程序更加有限。例如,通过检索医疗保险支付数据,奥滕巴赫等人描述了进入住院康复机构(IRF)被诊断为残疾患者的入院率稳步增加。通常是由于肿瘤,而不是更传统的康复诊断,与该亚组中较高的急性医疗护理再入院率相关[16]。到目前为止,来自PMR "大数据"的工作已经说明了这种普遍趋势,但却未产生务实有效的干预目标。

前沿

PMR 以外领域的持续努力正在研究人工智能是否存在前景及如何实现。其中一些探索符合传统的研究方法,而另一些则由提供商和投资者进行,以创造潜在的利润丰厚的知识产权(IP)。我们得到了一个清晰的教训,如果没有一个使临床最终用户能够适当吸收和回应信息的战术,仅通过 EHR 呈现另一个值(例如风险估计)是不够的。因此,应用研究已成为美国国家资助计划日益关注的焦点。EHR 可用性研究也在进行中,未来可期。

目前通过 EHR 来系统收集功能和康复相关结果数据所付出的努力可能会推动未来人工智能的方法。在许多方面,PMR 结果是 AI 的理想目标,因为 AI 方法在预测二元(是 / 否)结果时效果很好,例如,患者是否需要急性期后医疗护理、重返工作岗位、重新入院,以及患者跌倒等[17]。随着常规临床治疗中功能 PRO 的收集,通过 AI 可预测的结果范围将扩大。

随着基于 EHR 的临床决策支持(CDS)工具的日益成熟,我们在操作上利用 AI 对风险、反应和其他临床关键参数的评估来为决策提供信息的能力也在迅速提高。CDS 是指 EHR 的一类广泛功能,旨在通过警报、预先配置的命令、数据呈现(图表、表格、文本)、提示及许多其他方法,帮助临床医生对临床数据做出快速和适当的反应[18]。尽管目前很少有报告描述了 CDS 方法在康复服务中的应用,但鉴于其他临床领域的成功纪录,这种情况可能会改变。例如,通过将依托 PRO 的针对当前吸烟和戒烟兴趣的筛查与直接提供给患者的有关当地戒烟计划的信息及提醒 / 提示医生发出预先配置的计划转诊单相结合,一家机构将计划转诊增加了10 倍[19]。将信息直接推送到患者门户的 CDS 工具越来越受欢迎,并提供了前所未有的机会来解决健康的行为决定因素,包括锻炼和缺乏身体活动。此外,通过他们的门户向患者介绍相对简单的、以功能为导向的干预措施,为阶梯式治疗提供了可能性,正如当前肿瘤康复模型所认可的那样,这些递增的密集治疗方式与患者的需求和复杂性相匹配[20]。

前景

　　随着研究人员和工业技术为 AI 导向的医疗保健个性化奠定了基础，新的方法将不可避免地出现，并可能影响肿瘤康复服务的实施。嵌入在 EHR 中的 AI 算法可以自动地实时提取临床数据，并在动态、持续的基础上更新患者风险和结果预测。如上所述，人工智能可以预测并从战术上指导治疗，以个性化的方式提高肿瘤康复结果，这个领域是肥沃的土壤。

"精准"损伤管理

　　应用增强的成像策略、基因组学和生物标志物来指导疾病的微创"精准医学"治疗一直是深入研究的重点，并在其他专业中建立起来，稳定地推动了康复医学中的损伤管理获得[21]。例如，使用超声引导进行微创腕管松解正在慢慢取代开放式手术松解。在大多数情况下，允许这种管理范式转变的研究和临床进展是稳步增加的。然而，它们似乎已经达到了临界状态，以至于既定管理方法的重大转变已成为常态。肿瘤生物治疗的革命就是一个突出的例子。基于 DNA 分析的、精准的、个性化的肿瘤靶向治疗现已成为公认的治疗标准。

　　虽然精准医学尚未对肿瘤康复实践产生强大的影响，但渐进性转变和小幅度进步表明其可行性可能会像医学肿瘤学一样突然发生变化。此外，某些临床前研究领域的进展，例如调节肿瘤内血管成熟度和灌注、缺氧和代谢的有氧调节，表明当前针对肿瘤形成和治疗身体损伤之间的二分法可能会模糊并最终崩溃[22]。最佳的个性化、精确的方法可能要综合考虑患者的肿瘤种类、合并症、损伤和对特定毒性的易感性，以便同时最大化多个关键领域的结果，而不是目前占主导地位的相对狭窄和特定条件的结果。

前沿

　　有几个与肿瘤康复相关的领域，其中精确方法已显示出前景。李·琼斯等人开辟了一条新途径，证明运动可以精确到微粒，以潜在地调控肿瘤细胞线粒体代谢和肿瘤微环境组成的变化[23,24]。凯瑟琳·施密茨等人同样研究了与不同类型运动相关的生物标志物,以制定个性化的计划,不仅可以降低肿瘤复发的风险,还可以提高患者的机能[25,26]。

淋巴水肿一直是近期几项重要创新的焦点,这些创新有可能产生实用的精准医学方法。使用吲哚菁绿(ICG)示踪远端淋巴管来识别侧支引流通路及定位淋巴静脉旁路移植术的部位,通过观察在此之前无法检测到的患者个体水平的变化,为个性化治疗的新方法创造了先例。目前,正在进行一项对比淋巴水肿管理的试验,包括 ICG 成像引导的手法淋巴引流与标准引流,不同患者的差异很小。ICG 成像也被提议作为一种更精确的淋巴水肿分期的手段,它也可以捕获受到影响的身体部位内已知的阶段变化,到目前为止,这些变化在很大程度上仍然无法区分[27]。ICG 还可以识别异常和功能失调的淋巴管道来进行消融治疗[28]。

淋巴水肿的其他研究表明,正是这些炎症介质造成的逐渐恶化的纤维化,导致了淋巴水肿的特征性恶化。斯坦·罗克森等确定了白三烯 LTB4 作为阻断炎症相关的淋巴水肿进展的关键目标[29]。这项工作最近报道的试验测试了酮洛芬对白三烯 LTB4 的抑制作用,该试验注意到真皮化生显著减少,可以区分淋巴水肿的 Ⅱ 期和 Ⅲ 期[30]。这一发现的潜在意义不容小觑,因为它是第一个成功的机械靶向方法,可以抑制淋巴水肿不可阻挡的进展,并有可能减少对繁重的、降低生活质量的手术治疗的需求。

前景

目前的研究着力于依靠基因组和生物标志物预测治疗反应和毒性,确保精准肿瘤学将成为日益建立的治疗标准。应急成像法无需对某些肿瘤类型进行病理学确认,而且 AI 算法可应用于图像解读以优化治疗选择,是目前有望产生近期临床应用的研究方法的进一步例子。由于在肿瘤治疗中,可以更系统地了解功能结局,将有越来越多的机会对推动精准肿瘤学发展的各种数据源可以同时利用的程度进行准确描述,以预测功能结局和直接提供肿瘤康复服务。此外,日益精细的超声引导的微创肌肉骨骼治疗和再生康复方法,特别是使用干细胞促进组织修复的方法,为"精准肿瘤康复"带来了曙光。

非药物疼痛管理

阿片类药物的泛滥永久地改变了公众对疼痛的多发性、当前疼痛管理方法的局限性及与滥用成瘾药物所带来的巨大危害等的认识。毫不奇怪，尽管美国联邦和专业组织颁布的指南中，肿瘤仍然是一个"例外"，该指南建议对阿片类药物处方进行严格限制，但在无病肿瘤幸存者中，持续使用阿片类药物的比率仍居高不下，这一问题尤其严重[31,32]。

一项旨在促进疼痛和阿片类药物使用不规范的管理创新的大规模联邦投资研究已经得出了新的观点。然而，它也强调了综合护理的方法的必要性，这奠定了解决持续性和无反应性疼痛的心理基础。肿瘤人群的这种需求比普通大众更迫切。事实上，有一种观点认为，在某些情况下更是如此，因为导致依赖的中枢作用药物，例如阿片类药物和苯二氮卓类药物，作为为肿瘤患者开具的无限制的处方，尽管至少有一半的患者会经历持续的心理社会压力，这种压力将间接导致异常和长期的药物使用[33]。

因此，强调非药理学方法的多模式疼痛管理已成为研究关注的新课题。虽然缺乏"精准医学"创新性，但是如何便捷地确定哪些疗法可以使特定患者受益，以及如何确保患者获得高保真治疗，解决知识缺口的努力同样重要。鉴于问题的范围和大规模提供治疗的要求，人们对远程护理方法产生兴趣也就不足为奇了。然而，许多面临不良结果风险的患者亚组缺乏 IT 资源。

前沿

除了新型的镇痛分子和设备开发之外，当前的研究工作正在开发可能与肿瘤康复高度相关的新方法。在设立个体化相关的目标过程中，健康教练的使用可以支持患者有效地应对疼痛与焦虑，并恢复功能，这已被证明是有效的，并且在某些人群中成本效益较高[34-36]。许多研究目前正在测试多模式方法，使用 EHR 识别剧烈和持续疼痛的患者，并将他们与教练和其他支持服务联系起来。迄今为止，康复服务提供者在这些努力中的作用有限。

将新型电磁疗法应用于肿瘤康复人群的研究工作也在进行中。最近，施罗特脊柱侧弯疗法已成为 CIPN 和其他肿瘤相关神经病理性疼痛的良性且潜在有效治疗[37]。尽管一些病例系列报道了应用施罗特脊柱侧弯疗法治疗肿瘤疼痛综合征的益处[38,39]，但一项涉及化疗引起的周围神经病变患者的试验结果却为阴性[40]。尽管如此，可期的结果激励研究人员为电子医疗疼痛管理治疗试验寻求资助，以解决其他肿瘤疼痛综合征。

前景

毫无疑问，新的疼痛治疗方法将从资金优先级引发的研究活动中涌现出来。肿瘤康复医生可能会通过常规手段了解到这些意想不到的新药物和设备。然而，可能与肿瘤康复更相关的是正在开发和验证的新型多模式疼痛管理模型。然而，这将需要更协调一致的努力来了解和应用这些发现。

总结

预测是具有挑战性的，但可以肯定的是，上述研究趋势将创造机会，扩大和提高肿瘤康复的范围和有效性。毫无疑问，随着时间的推移，这些趋势将相互影响，以响应不断增长的提高医疗保健价值和患者体验的需求。

参考文献

1. National Academies of Sciences, Engineering, and Medicine. Long-term survivorship care after cancer treatment: proceedings of a workshop. Washington, DC: The National Academies Press. 2018.
2. Forum NQ. Patient reported outcomes (PROs) in performance measurement. Washington, DC: The National Quality Forum. 2013.
3. Quality AfHRa. Total expenses and percent distribution for selected conditions by type of service: United States, 2014. Medical Expenditure Panel Survey Household Component Data. 3 Aug 2017 ed 2016.
4. Lage DE, Nipp RD, DArpino SM, et al. Predictors of posthospital transitions of care in patients with advanced cancer. J Clin Oncol. 2018;36:76–82.
5. Choi Yoo SJ, Nyman JA, Cheville AL, Kroenke K. Cost effective-

ness of telecare management for pain and depression in patients with cancer: results from a randomized trial. Gen Hosp Psychiatry. 2014;36:599–606.

6. Kroenke K, Theobald D, Wu J, et al. Effect of telecare management on pain and depression in patients with cancer: a randomized trial. JAMA. 2010;304:163–71.

7. Cheville AL, Moynihan T, Herrin J, Loprinzi C, Kroenke K. Effect of collaborative telerehabilitation on functional impairment and pain among patients with advanced-stage cancer: a randomized clinical trial. JAMA Oncol. 2019;5(5):644–52.

8. Cella D, Choi S, Garcia S, et al. Setting standards for severity of common symptoms in oncology using the PROMIS item banks and expert judgment. Qual Life Res. 2014;23:2651–61.

9. Cella D, Choi S, Rosenbloom S, et al. A novel IRT-based case-ranking approach to derive expert standards for symptom severity. Qual Life Res. 2008;17:A–32.

10. Galiano-Castillo N, Cantarero-Villanueva I, Fernandez-Lao C, et al. Telehealth system: a randomized controlled trial evaluating the impact of an internet-based exercise intervention on quality of life, pain, muscle strength, and fatigue in breast cancer survivors. Cancer. 2016;122:3166–74.

11. Atema V, van Leeuwen M, Kieffer JM, et al. Efficacy of internet-based cognitive behavioral therapy for treatment-induced menopausal symptoms in breast cancer survivors: results of a randomized controlled trial. J Clin Oncol. 2019;37:809–22.

12. Shah ND, Steyerberg EW, Kent DM. Big data and predictive analytics: recalibrating expectations. JAMA. 2018;320:27–8.

13. Afzal M, Hussain M, Ali Khan W, et al. Comprehensible knowledge model creation for cancer treatment decision making. Comput Biol Med. 2017;82:119–29.

14. Yu P, Artz D, Warner J. Electronic health records (EHRs): supporting ASCO's vision of cancer care. Am Soc Clin Oncol Educ Book. 2014;1:225–31.

15. Herasevich V, Afessa B, Chute CG, Gajic O. Designing and testing computer based screening engine for severe sepsis/septic shock. AMIA Annu Symp Proc. 2008;1:966.

16. Galloway RV, Karmarkar AM, Graham JE, et al. Hospital readmission following discharge from inpatient rehabilitation for older adults with debility. Phys Ther. 2016;96:241–51.

17. Park SH, Han K. Methodologic guide for evaluating clinical performance and effect of artificial intelligence technology for medical diagnosis and prediction. Radiology. 2018;286:800–9.

18. Wright A, Sittig DF, Ash JS, Sharma S, Pang JE, Middleton B. Clinical decision support capabilities of commercially-available clinical information systems. J Am Med Inform Assoc. 2009;16:637–44.

19. Miner D. Building clinical programs around patient-entered data. Epic Users Group Meeting; Verona, WI; 2016.

20. Cheville AL, Mustian K, Winters-Stone K, Zucker DS, Gamble GL, Alfano CM. Cancer rehabilitation: an overview of current need, delivery models, and levels of care. Phys Med Rehabil Clin N Am. 2017;28:1–17.

21. Collins FS, Varmus H. A new initiative on precision medicine. N Engl J Med. 2015;372:793–5.

22. Ashcraft KA, Warner AB, Jones LW, Dewhirst MW. Exercise as adjunct therapy in cancer. Semin Radiat Oncol. 2019;29:16–24.

23. Lu M, Sanderson SM, Zessin A, et al. Exercise inhibits tumor growth and central carbon metabolism in patient-derived xeno-graft models of colorectal cancer. Cancer Metab. 2018;6:14.

24. Koelwyn GJ, Quail DF, Zhang X, White RM, Jones LW. Exercise-dependent regulation of the tumour microenvironment. Nat Rev Cancer. 2017;17:620–32.

25. Schmitz KH, Williams NI, Kontos D, et al. Dose-response effects of aerobic exercise on estrogen among women at high risk for breast cancer: a randomized controlled trial. Breast Cancer Res Treat. 2015;154:309–18.

26. Brown JC, Troxel AB, Ky B, et al. Dose-response effects of aerobic exercise among colon cancer survivors: a randomized phase II trial. Clin Colorectal Cancer. 2018;17:32–40.

27. Yamamoto T, Yamamoto N, Doi K, et al. Indocyanine green-enhanced lymphography for upper extremity lymphedema: a novel severity staging system using dermal backflow patterns. Plast Reconstr Surg. 2011;128:941–7.

28. Hara H, Mihara M. Indocyanine green lymphographic and lym-phoscintigraphic findings in genital lymphedema-genital pathway score. Lymphat Res Biol. 2017;15:356–9.

29. Jiang X, Nicolls MR, Tian W, Rockson SG. Lymphatic dys-function, leukotrienes, and lymphedema. Annu Rev Physiol. 2018;80:49–70.

30. Rockson SG, Tian W, Jiang X, et al. Pilot studies demonstrate the potential benefits of antiinflammatory therapy in human lymph-edema. JCI Insight. 2018;3:20.

31. Fredheim OM, Skurtveit S, Handal M, Hjellvik V. A complete national cohort study of prescriptions of analgesics and benzodi-azepines to cancer survivors in Norway 10 years after diagnosis. Pain. 2019;160:852–9.

32. Salz T, Lavery JA, Lipitz-Snyderman AN, et al. Trends in opioid use among older survivors of colorectal, lung, and breast cancers. J Clin Oncol. 2019;37:1001–11.

33. Barbera L, Sutradhar R, Howell D, et al. Factors associated with opioid use in long-term cancer survivors. J Pain Symptom Manag. 2019;58(1):100–107.e2.

34. Matthias MS, Daggy J, Adams J, et al. Evaluation of a peer coach-led intervention to improve pain symptoms (ECLIPSE): ratio-

nale, study design, methods, and sample characteristics. Contemp Clin Trials. 2019;81:71–9.

35. Benzo RP, Kramer KM, Hoult JP, Anderson PM, Begue IM, Seifert SJ. Development and feasibility of a home pulmonary rehabilitation program with health coaching. Respir Care. 2018;63:131–40.

36. Benzo RP, Kirsch JL, Hathaway JC, McEvoy CE, Vickers KS. Health coaching in severe COPD after a hospitalization: a qualitative analysis of a large randomized study. Respir Care. 2017;62:1403–11.

37. Marineo G, Iorno V, Gandini C, Moschini V, Smith TJ. Scrambler therapy may relieve chronic neuropathic pain more effectively than guideline-based drug management: results of a pilot, randomized, controlled trial. J Pain Symptom Manag. 2012;43:87–95.

38. Smith T, Cheville AL, Loprinzi CL, Longo-Schoberlein D. Scrambler therapy for the treatment of chronic post-mastectomy pain (cPMP). Cureus. 2017;9:e1378.

39. Pachman DR, Weisbrod BL, Seisler DK, et al. Pilot evaluation of Scrambler therapy for the treatment of chemotherapy-induced peripheral neuropathy. Support Care Cancer. 2015;23:943–51.

40. Smith TJ, Razzak AR, Blackford AL, et al. A pilot randomized sham-controlled trial of MC5-A scrambler therapy in the treatment of chronic chemotherapy-induced peripheral neuropathy (CIPN). J Palliat Care. 2019;35(1):53–8.

郑重声明

高等教育出版社依法对本书享有专有出版权。任何未经许可的复制、销售行为均违反《中华人民共和国著作权法》,其行为人将承担相应的民事责任和行政责任;构成犯罪的,将被依法追究刑事责任。为了维护市场秩序,保护读者的合法权益,避免读者误用盗版书造成不良后果,我社将配合行政执法部门和司法机关对违法犯罪的单位和个人进行严厉打击。社会各界人士如发现上述侵权行为,希望及时举报,我社将奖励举报有功人员。

反盗版举报电话　(010)58581999　58582371

反盗版举报邮箱　dd@hep.com.cn

通信地址　北京市西城区德外大街 4 号　高等教育出版社法律事务部

邮政编码　100120

防伪查询说明

用户购书后刮开封底防伪涂层,使用手机微信等软件扫描二维码,会跳转至防伪查询网页,获得所购图书详细信息。

防伪客服电话　(010)58582300